泌尿及生殖系统感染

300问

主 编 郑军华 乔庐东

人民卫生出版社
·北京·

版权所有，侵权必究！

图书在版编目（CIP）数据

泌尿及生殖系统感染 300 问 / 郑军华, 乔庐东主编.
北京：人民卫生出版社, 2025. 1. -- ISBN 978-7-117-36929-9

Ⅰ. R691. 3-44

中国国家版本馆 CIP 数据核字第 2024W1R303 号

人卫智网	www.ipmph.com	医学教育、学术、考试、健康，购书智慧智能综合服务平台
人卫官网	www.pmph.com	人卫官方资讯发布平台

泌尿及生殖系统感染 300 问
Miniao ji Shengzhi Xitong Ganran 300 Wen

主　　编：郑军华　乔庐东
出版发行：人民卫生出版社（中继线 010-59780011）
地　　址：北京市朝阳区潘家园南里 19 号
邮　　编：100021
E - mail：pmph @ pmph.com
购书热线：010-59787592　010-59787584　010-65264830
印　　刷：北京顶佳世纪印刷有限公司
经　　销：新华书店
开　　本：710×1000　1/16　印张：9
字　　数：157 千字
版　　次：2025 年 1 月第 1 版
印　　次：2025 年 3 月第 1 次印刷
标准书号：ISBN 978-7-117-36929-9
定　　价：58.00 元

打击盗版举报电话：**010-59787491**　**E-mail：WQ @ pmph.com**
质量问题联系电话：**010-59787234**　**E-mail：zhiliang @ pmph.com**
数字融合服务电话：**4001118166**　**E-mail：zengzhi @ pmph.com**

编委名单

主　编　郑军华　乔庐东
副主编　李恭会　毕建斌　邵晋凯
　　　　邵　怡　曾晓勇　李梦强
编　委　（以姓氏笔画为序）

王　毅　中国医科大学附属第一医院
王文文　首都医科大学附属北京同仁医院
王永刚　吉林大学中日联谊医院
王锦锋　哈尔滨医科大学附属第一医院
史涛坪　中国人民解放军总医院海南医院
邢毅飞　华中科技大学同济医学院附属协和医院
毕建斌　中国医科大学附属第一医院
乔庐东　首都医科大学附属北京同仁医院
任　轲　重庆医科大学附属第一医院
向松涛　广东省中医院
刘　磊　北京大学第三医院
刘同族　武汉大学中南医院
许云飞　上海市第十人民医院（同济大学附属第十人民医院）
李　凌　海军军医大学第一附属医院（上海长海医院）
李恭会　浙江大学医学院附属邵逸夫医院
李梦强　福建医科大学附属协和医院
杨　波　北京大学人民医院
吴吉涛　烟台毓璜顶医院
何云锋　重庆医科大学附属第一医院
余伟民　武汉大学人民医院（湖北省人民医院）
陈恕求　东南大学附属中大医院
陈敏丰　中南大学湘雅医院
邵　怡　上海交通大学医学院附属第一人民医院
邵晋凯　山西省人民医院

郑军华　上海交通大学医学院附属仁济医院

郝　川　山西医科大学第二医院

柳良仁　四川大学华西医院

钟　山　复旦大学附属华山医院

侯　坤　首都医科大学附属北京同仁医院

倪少滨　哈尔滨医科大学附属第一医院

高　磊　中国人民解放军中部战区总医院

高　瞻　中国中医科学院西苑医院

曹京红　首都医科大学附属北京同仁医院

曾晓勇　华中科技大学同济医学院附属同济医院

泌尿生殖系统感染是常见的感染性疾病,具有发病率高、复发率高、抗菌药物花费高的特点,严重影响人民生活健康。这类疾病临床涉及泌尿外科、内科、妇产科、感染性疾病科、全科医疗科等各个科室。患者对这类疾病的认识也存在误区,需相关知识的大众普及。

微生物耐药是全球公共健康领域面临的重大挑战,也是各国政府和社会广泛关注的世界性问题。国家卫生和计划生育委员会等在 2015 年颁布了《抗菌药物临床应用指导原则(2015 年版)》,2016 年颁布了《遏制细菌耐药国家行动计划(2016—2020 年)》,2017 年颁布了《关于进一步加强抗菌药物临床应用管理遏制细菌耐药的通知》。为进一步加强遏制微生物耐药工作,国家卫生健康委员会等 13 部门联合印发了《遏制微生物耐药国家行动计划(2022—2025 年)》,可见国家对抗微生物耐药领域的高度重视。

为了解答临床常见泌尿生殖系统感染相关症状、体征、诊断、治疗、主要危害等患者关心的问题,同时助力国家关于加强抗菌药物合理应用和规范化诊疗政策的实施,我们组织相关专业临床专家共同编写本书,以通俗易懂的文字和生动活泼的图片讲解科学的知识,帮助患者全面、正确地认识疾病,面对疾病不恐慌亦不忽略,从而获得正确、恰当的治疗,提升生活质量,以实际行动促进抗菌药物合理应用、减缓细菌耐药的发生,为提高人民健康水平贡献自己微薄的力量。

由于时间仓促,书中难免有不足之处,还请各位读者批评指正。

2024 年 10 月

目　录

第一章

泌尿系统感染症状、诊断和治疗

1. 泌尿系统感染是什么病，得这个病的人多吗

泌尿系统感染也就是大家常说的尿路感染，是肾、输尿管、膀胱等部位感染的总称。它的发生率非常高，是仅次于呼吸系统感染的第二大感染性疾病。据统计，全球每年有 1.3 亿～1.75 亿人患尿路感染。女性患病的概率更高，一生中有 60% 的可能性会患尿路感染，且其发生率随着年龄的增加而上涨，近 1/5 65 岁以上女性人群会出现尿路感染。在医疗机构，因为糖尿病、导尿管留置等因素，导管相关尿路感染的发生率更高。

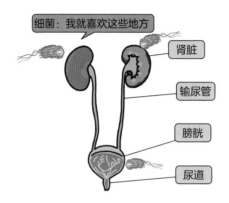

2. 泌尿系统感染的细菌是从哪里来的

造成泌尿系统感染的大多数细菌并不是来自外界，而是来自人体内部，也就是说很多泌尿系统感染属于内源性感染。最常见的感染方式是肠道和阴道的细菌经尿道逆行进入膀胱；在肠道感染较严重或存在腹膜后脓肿等情况时，细菌还可以通过淋巴管从邻近器官直接传播到泌尿系统；细菌通过血流传播导致泌尿系统感染的情况较为少见。

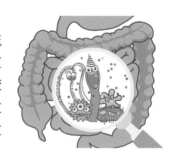

3. 哪些细菌容易引起泌尿系统感染

造成泌尿系统感染的细菌多数来源于患者自身的肠道菌群，其中最主要的就是大肠埃希菌。不是在医院里发生的感染称为"社区获得性尿路感染"。造成这类感染的除了大肠埃希

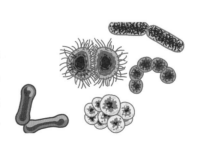

菌,还可以是变形杆菌、克雷伯菌、某些粪肠球菌和腐生葡萄球菌等。如果患者在住院期间出现感染或者在进行与医疗有关的操作中感染,那么可能的致病菌种类会更复杂一些,除了上面几种病原菌之外,还有柠檬酸杆菌、沙雷菌、铜绿假单胞菌、普罗威登斯菌等,也有一些较罕见的病原菌如阴道加德纳菌感染。

4. 哪些人容易得泌尿系统感染

相比男性,女性更容易得泌尿系统感染。年龄每增长 10 岁,女性尿路感染的发病率就会增加 1%,约有 1/10 的女性每年会发生 1 次尿路感染,约有 60% 的女性一生中至少发生 1 次尿路感染,第一次发生尿路感染后有 30%～50% 的女性患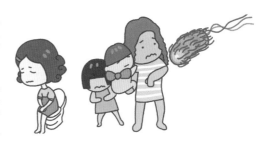者在 1 年内会再次发生感染。有性生活、使用避孕套、母亲有尿路感染史或自己有幼年尿路感染史、存在阴道感染、患糖尿病或携带易感基因等因素都会增加尿路感染的概率。

5. 细菌是怎么感染泌尿系统的

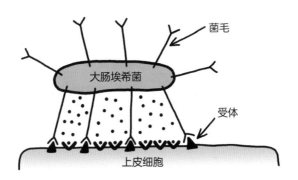

细菌在尿液中游动时并不会引起感染,但细菌上存在一种叫"菌毛"的特殊结构,这种结构就像战争中的"攻城梯",通过分泌一些被称为"黏附素"的物质,与尿路上皮结合,使细菌"黏附"在尿路上皮上从而出现感染。临床上,医生常要求尿路感染患者多饮水,就是希望利用尿液的冲刷作用减少细菌黏附。一个典型的有菌毛的细菌可含有 100～400 个菌毛。菌毛主要由菌毛蛋白构成。根据对人体作用能力的不同,菌毛可分为 1 型菌毛、P 型菌毛等。1 型菌毛专门黏附于人尿路上皮细胞,是引发尿路感染的关键因素;P 型菌毛则是细菌感染尿道后继续上行至肾脏而引起肾盂肾炎的关键因素。

6. 尿液中是不是很容易生长细菌

不是的,正常人的尿液对病原菌是有抑制作用的,尤其是在病原菌数量较少的时候。尿液具有高渗性,其较高的渗透压可以引起细菌脱水死亡。人大量饮水后尿液被稀释,在渗透压差的作用下,细胞内的水分增多,从而抑制细菌的生长。当尿液偏酸性,也就是 pH 较低时,对细菌也有高度抑制性。尿液中的尿素、有机酸等也对细菌有抑制作用,同时还能增强一些抗菌药物的活性。除此之外,尿液中有一些重要的抑菌蛋白对细菌有杀灭作用,尿液中的一些正常菌群也有抑制致病细菌生长的作用。

7. 正常人的尿液中是没有细菌的吗

不是的,正常尿液里存在大量的微生物,这些微生物适应尿液的物理化学状态,构成复杂的生态系统。利用脱氧核糖核酸(deoxyribonucleic acid, DNA)测序技术,研究者发现即使在尿培养阴性者的尿液中也存在各种微生物,包括一些细菌。若这些菌群出现紊乱,可能会引起泌尿系统疾病。

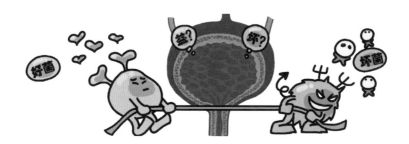

8. 什么是细菌耐药性

所谓细菌耐药性,就是指细菌对所用的抗菌药物产生了抵抗性,可以避免被药物杀灭。耐药性可以分为固有耐药性和获得性耐药性两种情况。固有耐药性又称天然耐药性,是由细菌基因决定、不会改变的,如肠道革兰氏阴性杆菌对青霉素天然耐药等;而获得性耐药性是指细菌与抗菌药物接触后,通过自我改变,使自己不被抗菌药物杀灭,如大肠埃希菌通过产生 β- 内酰胺酶而耐药。当细菌对某种抗菌药物产生耐药性以后,可以根据药敏试验的结果选择针对性更强的抗菌药物进行治疗,但治疗难度可能会大幅增加。目前,由于国际交往的便捷和频繁,细菌的耐药性得以广泛传播,由此导致治疗失败、病死率上升、医疗费用增加。细菌的耐药性已经成为威胁全球公共健康的严重问题之一,限制和减缓细菌产生耐药性是当务之急。

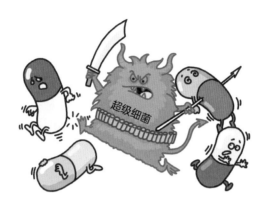

9. 细菌怎么会耐药呢

病原微生物对治疗药物逐渐产生耐药性是不可避免的自然现象。细菌是活的,在面对能杀死自己的抗菌药物时,为了生存,通过很多方式进化:有的细菌产生灭活抗菌药物的各种酶,使药物在作用于细菌前就被破坏;有的细菌可以改变药物作用位点;有的细菌可以改变细胞膜通透性屏障和膜上的转运泵,使药物无法作用于细菌的细胞内。不恰当地使用抗菌药物,如种类不合适、剂量不足、疗程不恰当等均会加速细菌耐药的产生过程。

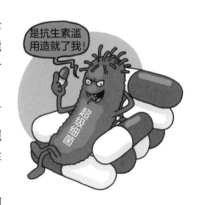

10. 细菌耐药可以避免吗

细菌耐药是不可避免的,但是可以通过一些措施延缓发生。国家相关管理部门和医院要加强抗菌药物管理,并积极研发相关抗菌药物;医生应避免抗菌药物的不合理应用,减少医院感染的传播;患者则需要加强身体锻炼,增强自身抵抗力,改变观念,不要滥用"消炎药"。

近些年国外有医生针对简单、首次、偶发中轻度感染的患者采用非抗菌药物（如布洛芬、植物药）治疗，来减少抗菌药物的使用；国内也有医生采用中成药（如银花泌炎灵片、癃清片等）治疗尿路感染（据统计，仅有约 20% 患者由于疗效不佳额外使用抗菌药物治疗），从而减少抗菌药物的使用，降低耐药菌感染的发生。针对复杂性尿路感染患者，临床常用中西药联合方案来缩短抗菌药物的使用时间，从而减少抗菌药物应用，减缓细菌耐药的发生。

11. 泌尿系统感染与遗传因素有相关性吗

泌尿系统感染的发生与遗传因素是有相关性的，基因控制的免疫机制会影响免疫力和尿路感染的易感性。有些人群先天免疫系统方面的遗传变异会导致其更容易被尿路感染相关病原菌侵犯而发生感染。还有一部分患者遗传性血型抗原在体表分泌物中没有表达，导致对病原菌的抵抗力先天减弱。这些都是与遗传因素相关的尿路感染疾病。

12. 泌尿系统感染会有哪些症状

泌尿系统感染可分为上尿路（肾、输尿管）感染和下尿路（膀胱、尿道）感染。下尿路感染相关症状包括尿频、尿急、尿痛、耻骨上区不适和腰骶部疼痛。95% 门诊就诊的尿路感染患者所患为急性膀胱炎，最常见的症状依次为尿痛、尿急和尿频，部分患者可出现肉眼血尿。上尿路感染的患者除了排尿不适的症状，还会出现全身症状，如寒战、发热、腰痛、恶心、呕吐等。对尿路感染有诊断意义的症状和体征为尿痛、尿频、血尿、背部疼痛和肋脊角压痛。有研究显示，如果女性患者同时存在尿痛和尿频，则发生尿路感染的可能性高达 90%。

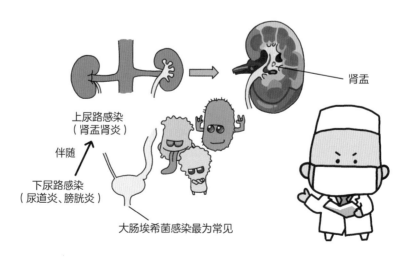

13. 经常尿频、尿急就是发生尿路感染了吗

尿频和尿急是尿路感染的常见症状,但这并不意味着出现这些症状就一定是发生了尿路感染。尿路感染除了尿频和尿急,还可能伴有尿痛、腰痛、发热、尿液浑浊等症状。尿频和尿急也可能是其他疾病,如前列腺炎、糖尿病、慢性肾炎等的症状。此外,饮水过多、饮酒、咖啡因摄入过多、精神压力大等也可能导致尿频和尿急。因此,如果出现尿频、尿急等症状,应及时就医,通过尿液检查、超声检查等方法确定病因,以便进行针对性的治疗。

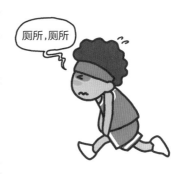

14. 尿道口有分泌物就是发生尿路感染了吗

尿道口的分泌物可以简单地根据性状分为脓性分泌物和颜色清亮的分泌物。脓性分泌物常见于淋病奈瑟球菌感染等一些性传播疾病,确诊需要根据是否合并有尿频、尿急、尿痛等尿路刺激症状和尿常规及分泌物培养等实验室检查;而颜色清亮的分泌物往往是人体正常的代谢产物,比如男性的前列腺液。因此,尿道口有分泌物并不能预示一定发生了尿路感染。

15. 得了泌尿系统感染会有发热、腰痛、呕吐等症状吗

泌尿系统感染是可以引起发热、腰痛、呕吐等症状的。一般情况下,泌尿系统感染局限于下尿路即膀胱和尿道,主要表现为尿频、尿急、尿痛、血尿。但是感染可能上行至上尿路,即输尿管和肾盂,导致肾盂肾炎,就会出现全身症状,可表现为腰部疼痛、全身畏寒、发热,甚至伴有恶心、呕吐。一旦出现这种情况,说明感染较重,需要及时到医院就诊。

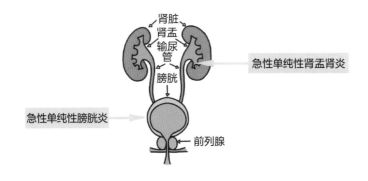

16. 急性肾盂肾炎有什么症状

急性肾盂肾炎是由细菌直接引起的累及肾盂、肾盏和肾实质的急性感染性炎症。临床上以寒战、高热、腰痛及显著的尿路刺激征为主要症状,伴随菌尿或脓尿。患者发病时体温可达 39.0℃以上,常伴有全身不适、恶心、呕吐等。本病多累及单侧肾脏,也可累及双侧。大多数病例是由大肠埃希菌上行感染所致,少数由其他细菌引起。随着抗菌药物的广泛应用,大部分急性肾盂肾炎可以被治愈。

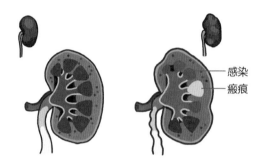

感染
瘢痕

17. 慢性肾盂肾炎是怎么回事,危害大吗

慢性肾盂肾炎通常由急性肾盂肾炎未经彻底治愈或病情复发所致。研究发现,几乎所有慢性肾盂肾炎患者都存在泌尿系统解剖异常,如梗阻、结石、肾脏发育异常、膀胱输尿管反流等。临床上,慢性肾盂肾炎发病较隐匿,主要表现为尿路刺激症状,如尿频、尿急、尿痛、腰部酸痛、低热等;当疾病进展,肾小管受损时,肾脏浓缩功能减退,可表现为夜尿增多、多尿,尿常规检查可提示低渗和低比重尿;至疾病晚期,可发生肾小球功能损害,出现氮质血症甚至尿毒症。因此,出现排尿不适症状时应及早就诊,确诊后尽快治疗,保护肾功能。

18. 慢性肾盂肾炎有什么临床表现,会发生癌变吗

慢性肾盂肾炎的临床表现复杂多样,半数以上患者有急性肾盂肾炎发作史。当炎症处于静止期时,症状不明显,尿常规检查可以见持续性细菌尿,常有乏力、低热、厌食及肾区轻微不适等症状,或伴有轻度的尿频、尿急、尿痛等下尿路刺激症状。当炎症急性发作时,可伴有寒战、发热、肾区疼痛及膀胱刺激症状,偶有肉眼血尿出现。至晚期,可出现肾功能不全,严重者可导致尿毒症,患者可出现恶心呕吐,面部、眼睑等组织松弛部位水肿。有些患者以高血

压为首发症状，大多数患者迟早会罹患高血压，且保持中等程度以上的高血压，以高舒张压为主。这些患者可有眼底出血、渗出，甚至视盘水肿，如果血压得不到满意的控制，则肾功能恶化较快，预后较差。急性肾盂肾炎和慢性肾盂肾炎一般都不会导致癌变。

19. 肾盂肾炎和肾炎是一回事吗

不是一回事。肾盂肾炎可分为急性肾盂肾炎和慢性肾盂肾炎两种，是由细菌直接引起的累及肾盂、肾盏和肾实质的感染性炎症及慢性间质性炎症、纤维化和瘢痕形成。而肾炎在临床上称为肾小球肾炎，常是免疫介导的炎症反应，多与自身免疫性疾病有关系，而并不是传统意义上的细菌、病毒感染所导致。肾炎的患者常有血尿、蛋白尿、水肿、高血压的症状，有的还伴有肾功能减退。对于肾盂肾炎，一般采用抗感染治疗，而肾炎通常使用激素或激素联合免疫抑制剂治疗。

20. 尿路感染容易与哪些疾病相混淆

①女性有尿路感染症状时，应考虑是否存在阴道炎、生殖器溃疡或淋病（可以通过妇科检查明确）；如果没有明确的感染证据，应与引起下尿路症状的其他疾病如膀胱过度活动等相鉴别。②青年男性的尿路感染症状需要与前列腺炎引起的下尿路症状相鉴别，中老年男性的尿路感染症状需要与前列腺增生等疾病引起的下尿路症状相鉴别。③有下尿路症状并存在脓尿，但尿培养阴性的患者，应考虑有无淋病奈瑟球菌或解脲支原体感染。④缺乏充分感染依据的膀胱刺激征患者，应除外膀胱肿瘤。⑤应用常规抗菌药物足疗程后症状未好转，则应除外泌尿系统结核。

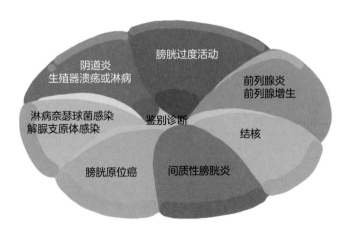

21. 总是憋尿的人是不是容易得尿路感染

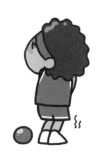

成人正常每天排尿次数大约 6 次，排尿间隔 3～4 小时，如果长时间不排尿会造成膀胱过度充盈，引起膀胱黏膜和肌层损害，导致防御功能降低，使细菌入侵更容易，增加泌尿系统感染的风险。长期膀胱过度充盈还会使膀胱排空能力下降，残余尿增多，造成反复尿路感染。

22. 性生活后出现尿路感染就是性病吗

临床上，性生活后尿路感染较为常见，多数不是性病。尿路感染的发生可能与卫生习惯不佳、存在感染高危因素等有关。尤其女性尿道开口位置比较低，接近阴道，性生活后阴道以及肛门部位的细菌等病原微生物可侵入尿道和膀胱，进而引起尿路感染。

23. 怎样预防性生活后发生尿路感染

①性生活前清洗局部外生殖器，抑制局部细菌菌群；②在机体免疫力降低或者女性生理期期间，尽量避免性生活；③性生活的频率不宜过高，时间不宜过长，以免局部长时间充血、淤血，增加尿路感染发病概率；④性生活后也需要进行局部的清洗，清除残留在外生殖器部位的分泌物；⑤女性在性生活后应及时排尿；⑥平时做好个人卫生；⑦男性如果存在包皮过长的情况，应将包皮完全翻开后彻底清洗阴茎头部，合并包茎者建议进行包皮环切手术。

24. 尿路感染患者能否过性生活

对于发生尿路感染，尤其在急性期的患者，不建议进行性生活。原因如下：①可能加重不适症状。尿路感染常可引起尿频、尿急、尿痛等排尿不适症状，部分患者还会出现发热、乏力、腰痛等全身症状。尿路感染时进行性生活，性器官的摩擦、刺激会加重局部疼痛感，也会由于过度劳累而加重全身不适症状。②可能造成细菌扩散。在性生活过程中，细菌可在尿道、生殖道及肛门周围的皮肤黏膜间扩散传播，女性患者可能会继发阴道炎、宫颈炎等，男性患者可能会继发前列腺炎、附睾炎等。因此，建议尿路感染彻底治愈后，再进行性生活。

25. 为什么女性容易得尿路感染

这是由女性泌尿系统结构及生理特点等多种因素决定的。第一，女性尿道具有短、宽、直的特点，而且靠近肛门，这导致细菌更容易进入尿道并侵入膀胱，从而引起感染；第二，女性的尿道口与生殖器相邻，性活动会增加细菌进入尿道的概率；第三，月经期间，由于激素水平变化，子宫内膜脱落，黏膜破损、血管暴露，发生妇科感染的风险升高，泌尿系统感染风险也相应升高。此外，妊娠期间，由于激素水平变化和子宫增大压迫泌尿道，导致排尿不畅，也会增加尿路感染的发生风险。

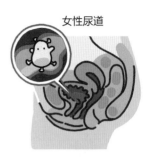

女性尿道

26. 女性尿路感染与妇科炎症有没有关系

女性尿路感染与妇科炎症之间存在一定的关系。女性尿道具有短、宽、直的特点，同时距离阴道外口和肛门位置较近，相比男性更容易发生尿路感染。妇科炎症会导致局部组织免疫屏障破坏以及炎性分泌物产生，增加了细菌侵入尿道的机会。此外，性行为也可导致病原体从外阴进入尿道，引发尿路感染。因此，预防尿路感染，需要保持良好的个人卫生习惯，注意外阴清洁，在性生活后及时排尿，以减少细菌滞留在尿道内的机会。若发生泌尿系统感染合并妇科炎症，需要同时治疗，建议咨询医生以获得专业建议和治疗方案。

27. 男性会发生尿路感染吗

相对于女性而言，男性的尿道较长，但当病原体数量较大、毒力较强、人体免疫力较低时，男性也可能出现尿路感染。此外，男性久坐、憋尿、食用辛辣刺激性食物、大量饮酒、过度疲劳等不良生活习惯均会增加泌尿系统感染的风险。男性尿路感染的治疗可能更复杂，如出现感染症状，应及时就医。

28. 尿液颜色改变可能有哪些原因

正常人的尿液中含有尿色素、尿胆素、尿胆素原等物质，因此肉眼看多呈淡黄色或黄色。在病理情况下，尿液可呈不同颜色，常见情况有以下几种：

（1）红色：以血尿最常见。1 000mL尿中含血量超过1mL时即可出现肉眼可见的红色。血尿可见于泌尿系统感染、结石或肿瘤等疾病，其中最常见的原因是泌尿系统感染。

（2）深黄色：外观呈深黄色豆油样，振荡尿液后其泡沫也是黄色的。最常见的是胆红素尿，由胆汁淤积性黄疸及肝细胞性黄疸等疾病引起，另外某些食物和药物如维生素 B_2、利福平等也可使尿液外观呈黄色。

（3）白色：发生泌尿系感染，如肾盂肾炎、膀胱炎、尿道炎等时，若尿液为脓尿和菌尿，其外观呈白色浑浊或云雾状。发生乳糜尿和脂肪尿时，尿液外观呈乳白色乳状浑浊或脂肪小滴，常见于丝虫病及肾周围淋巴管阻塞、脂肪挤压损伤、骨折和肾病综合征等。尿液含有高浓度的盐类结晶，包括磷酸盐、碳酸盐、尿酸盐、草酸盐结晶等，可使外观呈黄白色、灰白色或淡粉红色。

（4）其他：重症血尿、变性血红蛋白尿、酚中毒或黑色素瘤等患者的尿液可呈黑褐色；尿蓝母、靛青生成过多的某些胃肠疾病等，以及某些药物或食物可以使尿液呈蓝色；铜绿假单胞菌感染以及服用吲哚美辛、亚甲蓝、阿米替林等药物可以使尿液呈淡绿色。

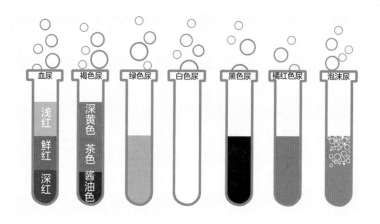

29. 小便浑浊就是发生尿路感染了吗

尿的外观变化与很多因素有关。尿中的白细胞、细菌、血红蛋白、脂质体、结晶等都会影响尿液的透明度。因此，浑浊并不代表一定发生了尿路感染，需要通过其他症状和尿检结果来判断。

30. 尿液中泡沫多是什么原因

（1）蛋白尿：尿液中蛋白质含量升高，可引起尿泡沫，常见于各类原发性肾小球肾炎、肾病综合征和高血压、糖尿病、痛风、多发性骨髓瘤、急性血管内溶血、白血病等疾病引起的肾损害。

（2）泌尿系统感染：大多同时伴随有尿频、尿急、尿痛等症状。

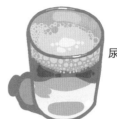

尿泡沫

（3）尿液张力增强：尿液中的一些有机物质和无机物质可以使尿液张力增强而出现泡沫，但这种泡沫一般比较大，且可快速消失。

（4）糖尿病：糖尿病患者因血糖高，出现尿糖升高，产生尿泡沫；一般进食碳水化合物增多时，也可以出现一过性尿糖增多，导致尿泡沫。

（5）肾脏疾病：例如慢性肾炎等疾病，肾脏病变导致排泄功能受损，尿液中的蛋白质和胆红素增高，所以尿中容易产生泡沫。

（6）其他：排尿过急、尿液浓缩等非疾病因素也可能导致尿中泡沫增加。

31. 同样是尿路感染，为什么有的人只需要验尿，有的人却还需要抽血化验

单纯性尿路感染，无全身症状，提示炎症局限在膀胱和尿道，没有影响到全身，医生根据患者的尿常规检查结果就可以评估局部炎症的情况。若尿路感染患者出现全身症状，如发热、乏力、厌食等，提示感染已经蔓延至上尿路，形成菌血症或脓毒血症，这时候需要抽血化验明确疾病的严重程度，必要时需要进行静脉输注抗菌药物等全身治疗。

32. 为什么有些尿路感染患者还需要做影像学检查

尿路感染分为单纯性感染和复杂性感染。单纯性尿路感染是指尿路解剖和功能正常的尿路感染。而复杂性尿路感染指尿路感染发生的同时存在尿路梗阻、膀胱排空障碍等解剖或功能异常。影像学检查主要是为了排除可能存在的复杂性感染。泌尿系统超声或计算机断层成像（computed tomography，CT）检查可以发现复杂性感染同时合并的尿路梗阻、积脓、结石等病变。当发现存在尿路解剖和功能异常时，还需要进行增强 CT 或磁共振成像（magnetic resonance imaging，MRI）等检查进一步明确病变。

33. 不同时段的尿液检查有什么不同吗

不同时段尿液检查的目的是不一样的，医生会根据不同的病情和临床需要进行选择。常见的有以下几种。

（1）晨尿：也就是清晨起床后的第一次尿液。这时候的尿液特点是浓缩、

酸化以及有形成分、化学成分浓度高,适用于有形成分、化学成分和早孕检查。

(2)随机尿:也就是对时间要求不高,可随时采集的尿液标本,其特点是采集方便,标本易得,但影响因素多,适合于门诊、急诊。尿路感染发作时多采集随机尿检查。

(3)餐后尿:也就是午餐后 2 小时的尿液标本,通常用于检查饮食和代谢相关疾病对肾脏的影响,检查指标包括病理性尿蛋白、尿糖和尿胆原等。

(4)24 小时尿:早晨 8 点排空膀胱(弃去此次尿液),采集此后直至第 2 天早晨 8 时的全部尿液,常用于化学成分定量检查,包括泌尿系统结石的代谢评估、尿蛋白定量检查等。

(5)其他:如 3 小时尿、12 小时尿等。

34. 怀疑发生泌尿系统感染的人去医院就诊前有哪些注意事项

依据发病情况不同,医生会做针对性的检查。例如,对于偶尔发作一次的膀胱炎,通常仅需要查尿常规,如果尿白细胞升高,结合症状就可以确诊了。诊断泌尿系统感染留尿液标本时基本都是留取中段尿液标本,也就是清洁外阴后,留取连续排尿过程中尿液的中间部分。如果没有寒战、发热或腰痛等全身感染症状,通常不需要抽血化验,故就诊时不需要空腹。但如果感染反复发作或病情感染较重,建议患者就医前尽量不要进食进水,以便于医生采取进一步检查或治疗措施甚至手术时,缩短准备时间。

35. 怎样留取尿液才规范

规范留取尿液标本有助于获得准确的检测结果,从而帮助疾病的诊断、制订正确的诊疗方案。规范留取尿液标本应注意以下要求:首先,在留尿期间,正常饮食,不需要额外多喝水,避免剧烈运动;其次,在收集尿液之前,务必清洁双手和外阴区域,以减少污染;再次,在收集尿液时,应收集清洁的中段尿

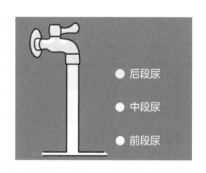

30~60mL,确保不要用手触碰容器的内缘,以避免污染;最后,将留取的新鲜尿液标本及时送检,放置时间过长会影响检验结果的准确性。

36. 尿常规检查中哪些指标有助于判断泌尿系统感染

尿常规是诊断泌尿系统感染的重要检查,其中与泌尿系统感染直接相关的

指标有：①尿白细胞升高或尿白细胞酯酶为阳性（＋），这说明细菌感染导致尿路上皮的炎症反应。当患者出现血尿时，如果尿常规提示白细胞升高，则可以考虑为泌尿系统感染引起。②亚硝酸盐阳性，见于大肠埃希菌等革兰氏阴性杆菌引起的尿路感染。亚硝酸盐检查正常为阴性，尿液中细菌数量过高时可以呈阳性反应，可以作为尿液中存在细菌的佐证，但是门急诊化验的尿常规中该指标阳性比例不高。③肾盂肾炎患者尿常规检查中还可以见到相对特异的白细胞管型。

37. 尿路感染患者尿常规检查发现蛋白"++"，是不是合并肾病了

尿路感染是由细菌等微生物引起的泌尿系统的感染。在尿液常规检查中，蛋白质出现"++"通常表示尿液中的蛋白质含量较高，这可能是由于肾脏的过滤功能出现问题，导致正常情况下应该被肾脏保留在体内的蛋白质被排出体外。但是，尿液中的蛋白质含量增高并不一定就是肾病。尿路感染本身也可能导致尿液中的蛋白质含量增高；一些其他的

情况，如剧烈运动、高热等，也可能导致尿液中的蛋白质含量一过性增高。因此，已经确诊尿路感染的人如果尿常规检查发现蛋白质"++"，这个结果可能只是尿路感染的一部分症状。此时，应该按照医生的建议进行治疗，并且定期进行尿常规检查，以监测病情变化。如果尿液中的蛋白质含量持续增高，或者出现其他的症状，如水肿、疲劳等，那么可能需要做进一步检查以排除肾病的可能。

38. 尿路感染患者尿常规检查发现葡萄糖阳性，是糖尿病吗

尿路感染是由细菌、病毒或真菌等微生物引起的，主要表现为尿频、尿急、尿痛等症状。尿液检查中葡萄糖阳性，通常是指尿液中葡萄糖的含量超过正常范围。糖尿病患者的血糖水平过高，超过肾脏的过滤能力，可导致尿液中也出现葡萄糖。但是，尿液中葡萄糖阳性并不一定就是糖尿病，也可能是肾脏疾病、甲状腺功能亢进等其他疾病的表现。建

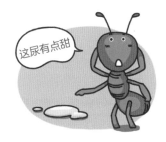

议尿液常规检查中发现葡萄糖阳性的人及时就医，进一步做血糖和其他相关检查，以明确病因，及时治疗，防止病情加重。

39. 尿液 pH 过高或过低与尿路感染有关系吗

由于个人的饮食和代谢情况存在差异，尿液 pH 正常参考值范围较大，为 4.5～8.0。尿路感染患者尿液 pH 与细菌生存环境有一定关系：部分细菌容易在碱性（pH 较高）环境下生存、繁殖，而结核分枝杆菌在酸性环境下更易生存，因此根据致病微生物的特性调整尿液 pH 有助于预防尿路感染。此外，

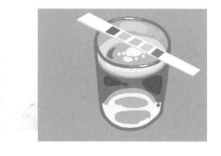

尿液 pH 会影响一些抗菌药物的疗效，在治疗时医生会根据具体情况辅助使用一些药物调整尿 pH，以最大限度发挥抗菌药物的作用。

40. 为什么明明得尿路感染了，尿液培养却查不到细菌

尿路感染是由细菌引起的，但有时候尿液培养可能查不到细菌，这可能因为患者在做尿液培养取样之前服用过抗菌药物，这些药物已经杀死了大部分细菌，使得它们在尿液标本中无法被检测到；也可能是因为尿液标本收集和处理不当，标本如收集后没有立即进行培养，细菌离开人体后死亡。此外，有些尿路感染是由不常见的细菌或其他微生物（如真菌或病毒）引起的，这些微生物在常规尿液培养中也可能无法被检测到。因此，即使尿液培养结果为阴性，也不能完全排除尿路感染的可能。

41. 尿液化验发现有细菌，但是没有不适症状，需要治疗吗

尿中有细菌但是没有尿路感染的症状，被称作无症状菌尿。对于出现无症状菌尿情况的以下人群，一般不推荐常规筛查和治疗：①绝经前身体健康的非孕期女性、绝经后健康女性；②身体功能存在缺陷的社区老年居民；③需要长期护理照顾的社区老年居民；④糖尿病患者；⑤接受肾移植手术超过 1 个月的患者；⑥脊髓损伤伴排尿障碍患者；⑦留置导尿管的患者；⑧儿童。

以下两种情况需要筛查和治疗：

（1）妊娠期女性：推荐对妊娠期女性常规筛查和治疗无症状菌尿。孕早期孕妇在初次就诊时应做尿培养。孕妇一旦确诊无症状菌尿，应及时进行抗感染治疗，具体用药疗程应根据选用抗菌药种类而定。

（2）接受泌尿外科腔内手术的患者：对于接受泌尿外科腔内、有潜在黏膜损伤风险的操作或手术（如经皮肾镜碎石取石术、经尿道输尿管镜相关操作）

的患者，建议进行无症状菌尿筛查和治疗，减少尿源性脓毒血症等感染相关严重并发症的发生。

42. 出现血尿就是得了尿路感染吗

不一定。如果有明确的尿路感染症状（如尿频、尿急、尿痛或低热、乏力等），且尿常规检查结果提示尿白细胞升高，经过抗感染治疗后症状缓解，尿中白细胞转阴，此时出现血尿或尿常规红细胞升高是膀胱在急性感染后的恢复过程中的反应，不需要担心。如果是无症状的血尿，即没有尿频、尿急、尿痛，尿常规检查只有红细胞，白细胞或白细胞酯酶阴性，临床上不能诊断为尿路感染，必须完善检查以排除泌尿系统肿瘤等疾病。需要注意的是，泌尿系统肿瘤患者的血尿程度与疾病严重程度不成比例，也就是说不尿血了不代表肿瘤消失了。对于无症状血尿，绝不能当作尿路感染用抗菌药物治疗，而必须全面检查以防漏诊其他严重疾病。

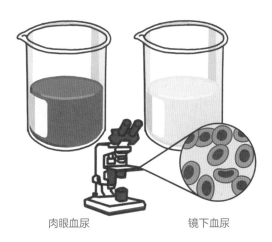

肉眼血尿　　　　　镜下血尿

43. 常规情况下做尿培养怎么留取尿液标本呢

临床上收集尿液做细菌培养时，最常用的是排尿标本，留取方法如下：对于既往做过包皮环切术的男性患者，收集尿液标本前不需要特殊准备；对于未行包皮环切术的男性患者，应上翻包皮，用肥皂清洗阴茎头，然后用清水冲净，之后再收集标本。女性患者应分开阴唇，使用清水及湿纱布清洗尿道周围区域后再收集中段尿液标本。注意，不要使用消毒剂消毒尿道口，将尿液存放在无菌容器中并立即送检。对于未确诊的尿路感染者，最好在使用抗菌药物前留取尿培养，以避免抗菌药物作用影响细菌培养结果。

44. 什么情况下做尿培养需要插导尿管留取尿液标本

当从排尿标本中检测到阴道上皮细胞和乳杆菌,或者患者无法自行排尿时,应使用导尿标本。导尿收集的导管中段尿比排尿标本检查结果更精确,但有医源性感染的可能。在一些特殊情况下,患者不能按要求排尿(如脊髓损伤)或新生儿等,可使用耻骨上穿刺抽吸尿液标本。

45. 为什么有时医生会让患者反复做尿培养

对于出现尿路感染症状的患者,反复尿培养检查有助于检测尿液中是否存在细菌感染,明确致病菌,以便采用敏感的抗菌药物进行针对性的治疗。对于确诊尿路感染的患者,通过反复做尿培养,可以观察病情变化,评估治疗方案的有效性,并根据培养结果及时调整治疗方案以获得更好的治疗效果。

46. 有特别针对尿路感染的抗菌药物吗,服用这些药物会有哪些不良反应

有特别针对尿路感染的抗菌药物。例如,呋喃妥因和磷霉素氨丁三醇对尿液标本分离的主要致病菌均具有很好的抗菌活性,而且基本从肾脏排泄,在尿中有很高的浓度,非常适合用于尿路感染的经验治疗。呋喃妥因适用于大肠埃希菌、腐生葡萄球菌、肠球菌属以及克雷伯菌属等对呋喃妥因敏感的细菌所致的急性非复杂性膀胱炎,亦可用于预防尿路感染复发。临床数据显示,尿路感染常见致病菌对呋喃妥因的敏感性均超过 90%,因此呋喃妥因可作为下尿路感染经验治疗的选择之一。磷霉素氨丁三醇是一种人工合成的抗菌药物,对尿路感染常见的革兰氏阴性、阳性致病菌均具有良好的抗菌活性。

本身已有肾功能受损情况的患者在使用呋喃妥因期间可能发生头痛、肌痛、眼球震颤、周围神经炎等不良反应;服用呋喃妥因 6 个月以上的长程治疗者有较低概率发生弥漫性间质性肺炎或肺纤维化。因此,患者用药期间应严密观察,以便及早发现不适症状,及时停药。磷霉素氨丁三醇最常见的不良反应是腹泻,症状较轻者腹泻可自行好转,症状较重者则需要立即停药。

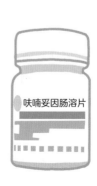
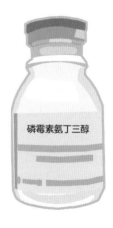

呋喃妥因肠溶片

磷霉素氨丁三醇

47. 泌尿系统感染患者服用甲硝唑有效吗

甲硝唑是治疗厌氧菌感染的药物,临床上能引起症状的厌氧菌尿路感染十分少见。有膀胱刺激征(尿频、尿急、尿痛)的患者如果尿常规检查发现球菌或革兰氏阴性杆菌,且尿培养需氧菌为阴性,需要考虑是否存在厌氧菌感染。厌氧菌感染经常出现在泌尿生殖系统的化脓性感染中,如阴囊、前列腺和肾周脓肿存在厌氧菌感染。在这种情况下,可考虑使用甲硝唑这类抗厌氧菌药物。而绝大多数尿路感染是不需要抗厌氧菌治疗的。建议发生泌尿系统感染者及时到正规医院就诊,听从医生的建议用药。

48. 得了尿路感染,是不是静脉滴注抗菌药物效果更好

一般来说,对于仅有尿痛、尿急、尿频等局部症状的下尿路感染,口服敏感的抗菌药物即可,没有必要使用静脉抗菌药物。不合理的静脉用药可引发病原菌耐药。上尿路感染通常还会合并寒战、发热、恶心、呕吐等全身症状,此时一般建议静脉滴注抗菌药物治疗。

49. 膀胱炎急性发作该怎样规范治疗

对于急性非复杂性膀胱炎的治疗,可采用短程抗菌药物治疗:一线治疗可选择磷霉素氨丁三醇、呋喃妥因。备选治疗方案可选择左氧氟沙星及第二代头孢菌素(如头孢呋辛酯、头孢克洛等)。绝大多数急性非复杂性膀胱炎患者经短程治疗后,尿培养可转为阴性。此外,患者在治疗期间多饮水,可有效减少复发。

50. 急性肾盂肾炎该怎样规范治疗

对于症状较轻的急性肾盂肾炎患者,建议症状消失前卧床休息,针对疼痛、发热、恶心等症状可采用药物对症处理;多喝水,必要时静脉补液,以维持足够的体液和尿量,同时合理使用抗菌药物,可经验性选择毒性较小的广谱抗菌药物治疗,如左氧氟沙星等第三代喹诺酮类抗菌药物,或哌拉西林等半合成青霉素类,或头孢哌酮等第三代头孢菌素类抗菌药物。有条件者应完善血培养或尿培养,确定致病菌,并做药物敏感试验,以便更有针对性地用药。若经48~72小时治疗后病情仍无改善,提示感染可能较严重或同时伴随肾脏疾病、尿路畸形等复杂情况,需要住院治疗。若有明确的致病因素,如尿路梗阻、结石感染等,须尽早解除,以免发生并发症。

51. 慢性肾盂肾炎该怎样治疗

慢性肾盂肾炎的治疗比较复杂。第一,应注意适当休息,增加营养及纠正贫血,也可以采用中医中药治疗改善全身情况。第二,应寻找并祛除病因,如同时存在慢性感染性疾病(如前列腺炎、盆腔炎、尿道炎)或先天性泌尿道畸形、尿路梗阻、尿路结石等情况,应给予积极治疗;如同时有高血压、糖尿病和尿酸性肾病,应积极控制血压、血糖和尿酸。应合理使用抗菌药物治疗,根据细菌培养和药敏试验结果,选择对致病菌敏感的抗菌药。在试验结果未出前,可经验性地选用对革兰氏阴性杆菌有效的药物,然后结合临床表现和药物敏感试验结果选择有效和毒性小的抗菌药物。必要时,可通过联合用药,提高疗效并减少耐药菌株的出现。抗菌药物的使用应注意足量、足疗程,长程应用抗菌药物,总疗程 2~4 个月甚至 6 个月。急性发作期的治疗同急性肾盂肾炎。

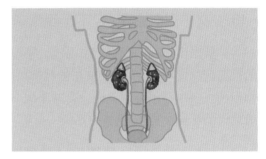

52. 慢性肾盂肾炎患者怎样复诊和预防复发

慢性肾盂肾炎多在停药后 2 个月内复发,因此,在尿细菌培养转阴停药后 2 个月内要追踪,每个月复查尿常规和尿细菌培养。对反复发作者,每晚睡前排尿后服用小剂量抗菌药物抑制细菌生长,疗程为 3~6 个月,以预防复发。如果发作与性行为有关,可在性行为后排空小便,并服用有效的抗菌药物 1~3 天。

53. 慢性肾盂肾炎患者什么情况下需要手术治疗

对于患有慢性肾盂肾炎的成人,无论其是单侧还是双侧病变,通常不提倡手术治疗。但是脓液充满整个肾盂且肾脏已无功能时,即具备了肾切除术的指征。单侧萎缩性肾盂肾炎引起的高血压可能受肾素调节,此类患者经仔细评估后,如有适应证也可行患肾切除术。需要强调的是,慢性肾盂肾炎患者应严格按临床医生的指导规范治疗。

54. 医生通常会让尿路感染患者多喝水,那么具体应该喝多少呢

尿路感染是由细菌引起的。细菌进入尿道并向上移动,可能会感染尿道、膀胱,甚至肾脏。医生建议多喝水,是因为水可以帮助冲洗尿道,减少细菌的

数量，从而减轻感染。一般来说，每个人每天应该至少喝 2L（约 8 杯）水。发生尿路感染者可适当增加饮水量，具体的量取决于身体状况和活动水平，通常可以增加至每天 2.5～3L（10～12 杯）水。这并不是说需要一次性喝下这么多水，而应该在一天中均匀地分配水的摄入量。可以选择

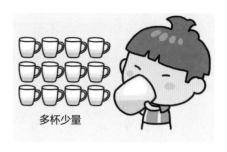

多杯少量

每小时喝一杯水，这样可以确保尿道持续得到冲洗。需要注意的是，多喝水虽然可以帮助缓解尿路感染的症状，但它不能替代使用抗菌药物等治疗措施。发现尿路感染症状应该尽快就医。

55. **尿路感染患者用药治疗后已经没有症状了，还需要去医院复查吗**

尿路感染分为非复杂性尿路感染和复杂性尿路感染。对于非复杂性尿路感染的患者，可以采用尿液分析进行随访，随访期一般为 2 周。对经治后的无症状患者，不需要进行尿培养检查。对于复杂性尿路感染，因为耐药微生物致病的概率大大增高，可能导致复杂性尿路感染反复发作，所以建议在应用抗菌药治疗后，做尿培养检测，这对于监测和治疗复杂性尿路感染具有重要意义，有助于提高治疗效果并减少并发症的发生。此外，患过尿路感染的人要注意保持良好的卫生习惯及生活习惯，多饮水，增强免疫力，这些也有助于预防尿路感染的再次发生。

56. **泌尿系统感染患者服用很长时间抗菌药物仍未见明显疗效，怎么办**

对于这种情况，首先应该明确是否存在泌尿系统特异性感染，包括性传播疾病、泌尿系统结核、真菌感染、血吸虫等寄生虫感染。在排除特异性感染可能后，这种情况一般称为复杂性尿路感染，即尿路感染患者存在免疫力低下（如潜在的糖尿病或免疫抑制）或与尿路相关的特定解剖或功能异常（如尿路梗阻、逼尿肌功能障碍导致的膀胱排空不全等）。这导致复杂性尿路感染比非复杂性感染更难以根除。由于复杂性尿路感染常发生在伴有泌尿生殖道结构或功能异常或存在其他潜在疾病的患者，临床治疗困难，易进展为全身性、重症性感染。而长期反复应用抗菌药物可导致尿路感染病原体分布发生改变，并诱导病原菌耐药性的产生，在这种情况下，建议患者及时就医，在有经验的医生指导下，明确诊断，系统治疗。

57. 泌尿系统感染会不会留下后遗症

在门、急诊就诊的绝大多数急性非复杂性膀胱炎患者经过规范的抗菌药物治疗并采取一定的预防措施后,总体预后比较好,不会留下后遗症。有发热、腰痛等全身症状的急性非复杂性肾盂肾炎患者如果能够得到及时的诊断和治疗,整体预后也较好。但是如果患者存在严重的上尿路病变(输尿管或肾盂畸形、反流、狭窄等),则容易出现反复的泌尿系统感染,出现肾功能不全的可能性会增加。

58. 泌尿系统感染会发展成尿毒症吗

大部分下泌尿系统感染经及时治疗后并不会影响肾脏功能;泌尿系统感染没有及时有效治疗从而导致迁延不愈,会造成感染逆行至肾脏,发展为慢性肾盂肾炎、感染性结石或输尿管炎性狭窄,最终会影响肾功能。如果继续发展使感染累及双侧肾脏,则会导致肾衰竭,也就是尿毒症。

59. 如何预防泌尿系统感染

常见的预防措施包括:①每天喝足量(2 000mL 左右)的水,保持小便通畅,这有助于冲洗掉潜在的细菌;②维持良好的个人卫生习惯,包括每天清洗外阴部和肛门周围区域,避免使用刺激性的清洁剂;③女性日常应尽量避免过度清洗,避免破坏阴道内的有益菌群而导致感染;④选择正规品牌的避孕套,使用不合格避孕套也可能会增加尿路感染的风险;⑤避免憋尿,及时排尿,以减少细菌在尿道内滋生的机会。如果出现尿路感染的症状,如尿频、尿急、尿痛等,应及时就医,遵循医生的建议进行治疗。

第二章

特殊人群尿路感染

1. 妊娠早期尿检发现尿里有细菌，但无任何排尿不舒服的症状，应不应该治疗

应该。这种情况称为"无症状菌尿"。无症状菌尿是首个被明确的与围产期不良结局密切相关的亚临床感染之一，无症状菌尿的孕妇产出早产儿或低体重儿的概率是没有菌尿的孕妇的 20～30 倍。建议在妊娠的前 3 个月每月做 1 次尿培养检查。患有无症状菌尿的孕妇应该接受口服抗菌药物治疗（如磷霉素氨丁三醇、阿莫西林、头孢呋辛、头孢氨苄等）并定期复查。持续抗菌治疗并不能使无症状菌尿的孕妇获益更多，建议无症状菌尿的孕妇使用 3～7 天的抗菌治疗。

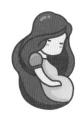

2. 为什么女性在妊娠期容易发生尿路感染，对胎儿有影响吗

怀孕后得了尿路感染，对胎儿是有影响的。女性在妊娠期内分泌改变，尿路平滑肌松弛，蠕动减弱，尿流缓慢；膨大的子宫压迫输尿管可引起机械性梗阻，上段输尿管扩张积水，尿液淤滞；会阴部 pH 发生改变，局部抵抗力低下；尿液中的葡萄糖、氨基酸和水溶性维生素含量增加，有利于细菌的生长。这些均可使尿路感染的发生率增加。高龄产妇、妊娠中后期、有尿路感染史或流产史及妊娠期性生活的女性需要格外警惕妊娠期尿路感染的发生。妊娠期尿路感染可使低出生体重儿、早产儿和新生儿死亡发生率明显增高。

3. 妊娠期急性膀胱炎要怎么治

妊娠期有症状的尿路感染主要表现为急性膀胱炎及急性肾盂肾炎。妊娠期尿路感染的总体患病率为 18%（11%～26%）。急性膀胱炎在妊娠女性中发病率在 1%～4%，其临床表现与非妊娠期急性膀胱炎表现相似。建议孕妇一旦发生急性膀胱炎，应及时到正规医院就诊，在医生指导下用药。推荐根据尿培养和药敏试验结果给予 3～7 天抗菌药物治疗，经验性用药可给予第二代头孢菌素、阿莫西林或磷霉素氨丁三醇治疗。治疗 1 周后应再行尿培养，以评估治疗效果。

4. 妊娠期使用抗菌药物需要考虑哪些因素

妊娠期使用抗菌药物需要考虑药物对母体和胎儿两方面的影响：①对胎儿有致畸或明显毒性作用的药，如利巴韦林，妊娠期禁用。②对母体和胎儿均有毒性作用的药，如氨基糖苷类、四环素类等，妊娠期避免应用；但在有明确应用指征，经权衡利弊，用药时患者的受益大于可能的风险时，也可在严密观察下

慎用。氨基糖苷类等抗菌药物有条件时应进行血药浓度监测。③毒性低，对胎儿及母体均无明显影响，也无致畸作用的药，如青霉素类、头孢菌素类等β-内酰胺类抗菌药物，妊娠期感染时可选用。孕妇若发生泌尿系统感染，应及时到正规医院就诊，在医生指导下用药。

美国食品药品监督管理局（Food and Drug Administration，FDA）将药物按照在妊娠期应用时的危险性分为 A、B、C、D 及 X 类，可供药物选用时参考（表 1）。

表 1　抗微生物药在妊娠期应用时的危险性分类

FDA 分类	抗微生物药
A 类：在孕妇中研究证实无危险性	
B 类：动物中研究无危险性，但人类研究资料不充分，或对动物有毒性，但人类研究无危险性	青霉素类、头孢菌素类、青霉素类/β-内酰胺酶抑制剂、氨曲南、美罗培南、厄他培南、红霉素、阿奇霉素、克林霉素、磷霉素、达托霉素、两性霉素 B、特比萘芬、利福布汀、甲硝唑、呋喃妥因、吡喹酮、扎那米韦、阿昔洛韦、伐昔洛韦、去羟肌苷、奈非那韦、替比夫定、替诺福韦
C 类：动物研究显示毒性，人体研究资料不充分，但用药时可能患者的受益大于危险性	亚胺培南/西司他丁、氯霉素、克拉霉素、万古霉素、特拉万星、多黏菌素 E、氟康唑、伊曲康唑、酮康唑、泊沙康唑、氟胞嘧啶、卡泊芬净、阿尼芬净、米卡芬净、磺胺甲噁唑/甲氧苄胺、替硝唑、氟喹诺酮类、利奈唑胺、利福平、利福昔明、异烟肼、吡嗪酰胺、卷曲霉素、氨苯砜、乙胺嘧啶、阿苯达唑、甲苯达唑、氯喹、甲氟喹、喷他脒、伊维菌素、蒿甲醚/本芴醇、阿托伐醌、氯胍、金刚烷胺、金刚乙胺、奥司他韦、更昔洛韦、膦甲酸、西多福韦、拉米夫定、阿德福韦、恩替卡韦、齐多夫定、扎西他滨、司他夫定、阿巴卡韦、奈韦拉平、地拉韦啶、茚地那韦
D 类：已证实对人类有危险性，但仍可能受益多	氨基糖苷类、四环素类、替加环素、伏立康唑
X 类：对人类致畸，危险性大于受益	奎宁、利巴韦林、沙利度胺

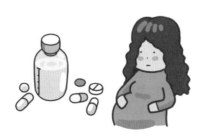

5. 妊娠期发生尿路感染伴高热，该怎么治疗

发生此种情况的孕妇应及时到正规医院就诊。妊娠期尿路感染伴高热可能是急性肾盂肾炎发作的表现。妊娠期急性肾盂肾炎的发生率为 1%～4%，多发生于妊娠后期。急性肾盂肾炎可能会导致妊娠女性贫血（23%）及呼吸功能不全（7%）。初始治疗为经验性治疗，可选择第二、三代头孢菌素、青霉素类加 β- 内酰胺酶抑制剂治疗，之后根据药敏结果选择敏感抗菌药物。建议疗程为 7～10 天。

6. 哺乳期如果使用抗菌药物治疗，还能继续哺乳吗

建议暂停哺乳。哺乳期患者接受抗菌药物后，药物可自乳汁分泌。通常母乳中药物含量不高，不超过哺乳期患者每天用药量的 1%；少数药物，如氟喹诺酮类、四环素类、大环内酯类、氯霉素、磺胺甲噁唑、甲氧苄啶、甲硝唑等在乳汁中含量较高。青霉素类、头孢菌素类、β- 内酰胺类、磷霉素和氨基糖苷类等在乳汁中含量低。然而无论乳汁中药物浓度如何，均存在对婴幼儿潜在的影响，并可能出现不良反应，如氨基糖苷类抗菌药物可导致婴幼儿听力减退，氯霉素可致婴幼儿骨髓抑制，磺胺甲噁唑等可致核黄疸、溶血性贫血，四环素类可致乳齿黄染，青霉素类可致过敏反应等。因此，哺乳期患者应避免应用氨基糖苷类、喹诺酮类、四环素类、氯霉素、磺胺药等。哺乳期患者应用任何抗菌药物，均宜暂停哺乳。

7. 为什么儿童会得尿路感染

婴幼儿使用尿布或穿开裆裤，尿道口容易受残留尿液、粪便或其他不洁物的污染，而且婴幼儿局部防御能力差，可引起上行尿路感染。另外，婴幼儿由于膀胱壁内走行的输尿管可能尚未发育完全，在排尿时输尿管关闭不全而致反流，细菌也会随反流的尿液上行引起感染。女孩因尿道短，更易发生尿路感染；男孩尿路感染多因包茎或包皮上翻困难而引起。少部分儿童存在先天畸形或尿路梗阻，如肾盂积水、输尿管狭窄等，容易出现感染反复发作，对于这种情况应尽早选择手术治疗。

8. 为什么老年人容易得尿路感染

老年人常由于免疫力低下、激素水平改变、血糖升高、患病卧床、长期留置导尿管等原因，在外来细菌的侵袭下发生尿路感染。老年女性绝经后雌激素水

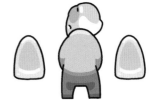

平降低,随年龄增长尿失禁情况增多,因病使用抗菌药物情况增加,这些因素会使阴道微生物种群受到影响,对抗外来细菌的能力减弱,从而更易发生尿路感染;而老年男性尿路感染的常见原因是前列腺增生造成的排尿困难和残余尿增多。

9. 更年期与尿路感染的发生有关系吗

有关系,雌激素能维持生殖器官的功能及阴道的湿润,有保护作用。而更年期女性由于雌激素的分泌减少,出现阴道组织萎缩及阴道微生物种群改变,易导致细菌过度生长,更易发生泌尿生殖道感染。此外,还可能与更年期免疫力下降等因素有关。

10. 尿路感染反复发作就是转成"慢性"了吗

由于感染的病程很难界定,所以除了慢性肾盂肾炎和慢性前列腺炎外,泌尿及男性生殖系统感染通常不用"慢性"一词(如慢性膀胱炎)。而反复发作性感染可以进一步分为再感染和细菌持续存在。再感染指外界细菌再次侵入泌尿系统引起的新的感染;细菌持续存在指复发性感染由存在于泌尿系统中的同一细菌(如泌尿系统结石或前列腺疾病)再次发作产生,也称为复发。医生会根据情况具体区分,针对性地采取相应措施,避免统一称为"慢性"而盲目长期使用抗菌药物。

11. 哪些原因会造成尿路感染反复发生

反复发生尿路感染要考虑以下原因。①生理性因素,如女性的尿道口较短,容易受到细菌上行感染。②免疫力低下:生活作息不规律、睡眠不足等原因可导致免疫力下降,出现反复尿路感染的情况。③尿路感染未完全治愈也可导致反复发作。对于这种情况,需要严格遵循医生的用药指导,不可擅自停药或减少药量,以免影响病情的恢复。④泌尿系统结核也可能会出现反复尿路感染的症状,而且一般抗菌药物治疗无效,需要抗结核治疗。⑤糖尿病:糖尿病患者的抵抗力低,尿液中含糖量高,容易导致细菌滋生,反复出现尿路感染。

12. 如果尿路感染经常发作,需要做进一步检查吗

尿路感染分为非复杂性和复杂性。非复杂性是仅存在感染,无糖尿病或免疫功能低下等全身性诱发因素的情况。如果出现经常复发或进展风险加重的

情况,可能是复杂性尿路感染。复杂性尿路感染的特点就是高复发率和易迁延为慢性病程,容易发展为全身性、重症性感染。患者自身获得感染或治疗失败的风险较高,导致反复发作,进而长期应用抗菌药物,或可引起尿路感染病原体分布发生改变,并诱导病原菌耐药性,且多重耐药的比例较高。也就是说,致病菌对多种抗菌药物不敏感,导致临床医生在抗菌药物的选择上出现困难。所以如果尿路感染总是复发,一定要做泌尿系统影像学检查,查找病因,以便有针对性地治疗。

13. 如果尿路感染每年都发作一次,需要采取预防措施吗

每年发作一次的情况属于散发性尿路感染,一般不用采用特别的预防措施。反复发作尿路感染是指在 1 年内发作 3 次以上,或 6 个月内发作 2 次以上。如果有这种情况发生,就要采取一些措施来减少复发了。

14. 尿路感染反复发作的情况常见吗,原因是什么

尿路感染反复发作的发生率随着年龄的增长而增加,约 60% 的女性在其一生中会经历症状性急性细菌性膀胱炎,其中 20%～40% 的人可能再发感染,25%～50% 的人可能多次发生复发。即使尿路解剖和功能正常的健康成年女性,尿路感染反复发作也是很常见的。约 27% 的尿路感染者可在 6 个月之内再次发生尿路感染,而 6 个月内 3% 的患者感染发作可超过 3 次。

尿路感染反复发作的原因在不同年龄的女性是不同的,性交行为、杀精子剂的使用、母亲有尿路感染病史、儿童时期曾患尿路感染以及无症状菌尿治疗是年轻女性反复发作尿路感染最重要的危险因素;雌激素缺乏导致的萎缩性阴道炎、膀胱膨出、残余尿量增加和功能状态恶化是老年女性最重要的危险因素。

15. 哪些生活习惯改变有助于减少尿路感染复发

生活习惯改变被称为"行为治疗",是针对反复发作尿路感染首先要采取的治疗方式。首先,治疗后平时尽量不要憋尿,并且适当多喝水,增加尿量和排尿次数。因为尿液可以冲刷尿道,减少细菌的滋生,降低疾病复发的概率。其次,要注意个人卫生,勤换洗内衣裤,勤晒被子,避免滋生细菌。同时,要保持心情愉悦,如果一直担心疾病复发,长期处于心情紧张状态,免疫力有可能降低,容易诱发尿路感染。最后,要加强锻炼,平时多做跑步、爬山、散步等有氧运动,可以提高免疫力,帮助身体抵御病菌,预防尿路感染。

16. 除了生活习惯改变外,还有什么方法有助于减少尿路感染复发吗

除了生活习惯改变,还有一些非抗菌药物方法有助于减少尿路感染,例如:①服用一些植物,如蔓越莓,具有减少尿路感染复发的作用。②免疫预防:使用 OM-89 的口服免疫疗法和含有 10 种热灭活的尿路致病菌的阴道栓剂,这是预防尿路感染反复发作的一种有效且安全的方法,加强治疗的预防效果更明显。③雌激素替代:阴道局部应用雌激素和安慰剂相比可以降低尿路感染反复发作,但效果不如抗菌药物治疗,且口服雌激素无预防作用,甚至可能导致全身不良反应。

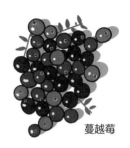

蔓越莓

17. 外用雌激素有助于预防尿路感染复发吗

雌激素可以增加尿道内皮细胞和黏膜的厚度,增强其防御能力,减少细菌进入的机会,有助于预防尿路感染。尤其在更年期和更年期后阶段,女性由于雌激素水平下降,尿道和膀胱组织会发生退化、变薄,抵抗细菌的能力减弱,因此尿路感染的发生风险增加。使用雌激素外用剂(如局部雌激素霜、栓剂等)可以使绝经后妇女泌尿生殖道萎缩的黏膜恢复,并增加阴道内乳杆菌的数量,降低阴道 pH,从而有利于预防尿路感染再发。然而,雌激素治疗可能会存在一些风险,并且并非所有女性均适合应用。因此,在决定使用雌激素预防尿路感染之前,应咨询医生并进行必要的评估。

18. 对于反复发作的尿路感染,能长期服用抗菌药物预防吗

可以的,抗菌药物预防是治疗尿路感染复发的最有效方法,但仅在其他预防方法无效的情况下才建议使用。针对患者的具体诱发原因,绝经期前后者可长期持续低剂量预防给药,性生活活跃者性交后预防给药。关于持续抗菌预防的最佳持续时间尚无共识,研究报告显示治疗持续时间为 3～12 个月。

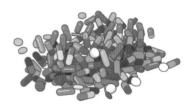

19. 肾功能减退的尿路感染患者如何选择合适的抗菌药物

(1)许多抗菌药物在人体内主要经肾排出,某些抗菌药物具有肾毒性,因此肾功能减退的感染患者使用抗菌药物应遵循以下原则:①尽量避免使用肾毒性抗菌药物,确有应用指征时,严密监测肾功能情况;②根据感染的严重程度、

病原菌种类及药敏试验结果等选用无肾毒性或肾毒性较低的抗菌药物；③使用主要经肾脏排泄的药物，须根据患者肾功能减退程度以及抗菌药物在人体内清除途径调整给药剂量及方法。

（2）抗菌药物的选用及给药方案的调整应根据抗菌药物在人体内的代谢过程特点及其肾毒性。肾功能减退时抗菌药物的选用有以下几种情况：①主要由肝胆系统排泄，或经肾脏和肝胆系统同时排出的抗菌药物用于肾功能减退者，维持原治疗量或剂量略减；②主要经肾排泄，药物本身并无肾毒性，或仅有轻度肾毒性的抗菌药物，肾功能减退者可应用，可按照肾功能减退程度（以内生肌酐清除率为准）调整给药方案；③肾毒性抗菌药物避免用于肾功能减退者，如确有指征使用该类药物时，宜进行血药浓度监测，据此调整给药方案，达到个体化给药，疗程中须严密监测患者肾功能；④接受肾脏替代治疗患者应根据腹膜透析、血液透析和血液滤过对药物的清除情况调整给药方案。

20. 肝功能减退的尿路感染患者如何选择合适的抗菌药物

肝功能减退时，抗菌药物的选用及剂量调整需要考虑肝功能减退对该类药物在人体内代谢过程的影响程度，以及肝功能减退时该类药物及其代谢物发生毒性反应的可能性。由于药物在肝脏代谢过程复杂，不少药物的体内代谢过程尚未完全阐明。根据现有资料，肝功能减退时抗菌药物的应用有以下几种情况：①药物主要经肝脏或有相当量经肝脏清除或代谢，肝功能减退时清除减少，并可导致毒性反应的发生，肝功能减退患者应避免使用此类药物，如氯霉素、利福平、红霉素酯化物等。②药物主要由肝脏清除，肝功能减退时清除明显减少，但并无明显毒性反应发生，肝病时仍可正常应用，但需谨慎，必要时减量给药，治疗过程中需严密监测肝功能。红霉素等大环内酯类（不包括酯化物）、克林霉素、林可霉素等属于此类。③药物经肝、肾两种途径清除，肝功能减退者药物清除减少，血药浓度升高，同时伴有肾功能减退的患者血药浓度升高尤为明显，但药物本身的毒性不大。严重肝病患者，尤其肝、肾功能同时减退的患者在使用此类药物时需减量应用。经肾、肝两种途径排出的青霉素类、头孢菌素类等均属此种情况。④药物主要由肾排泄，肝功能减退者不需要调整剂量。氨基糖苷类、糖肽类抗菌药物等属此类。

21. 什么是复杂性尿路感染

复杂性尿路感染是指尿路感染发作的同时，存在尿路系统的解剖或功能异常，或容易导致治疗失败的全身或局部疾病。一般复杂性尿路感染主要出现在以下几个方面：首先，患者存在肾、输尿管、膀胱等泌尿系统的结构或者功能异常，致使尿液引流阻塞引起的尿路感染，如膀胱输尿管反流、神经源性膀胱、泌尿系统结石、肿瘤、前列腺增生等疾病；其次，患者存在全身相关疾病引起的尿路感染，如糖尿病或者免疫相关性疾病等；此外，妊娠者合并的尿路感染也被认为是复杂性尿路感染。复杂性尿路感染的治疗通常需要综合考虑多个因素，及时就医、合理用药以及遵循医生的建议是治疗复杂性尿路感染的关键。

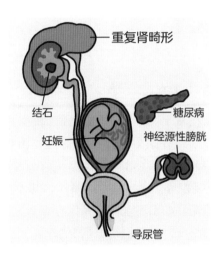

22. 糖尿病患者为什么容易出现尿路感染

糖尿病，顾名思义，会导致尿糖增高，尿路的"皮肤"黏性增加，造成细菌易黏附在尿路上并繁殖，从而发生尿路感染。实际上，糖尿病患者易发生包括尿路感染在内各系统的感染。糖尿病患者体内白细胞内糖代谢紊乱，使中性粒细胞的趋化、吞噬和杀菌能力降低；蛋白质合成减少，分解加快，使得免疫球蛋白、补体、抗体等抗感染成分减少。此外，糖尿病可引起血管病变，造成组

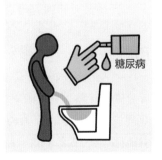

织缺氧，不仅影响组织对感染的抵抗能力，也利于厌氧菌的生存；引起神经病变，造成膀胱排尿功能障碍，而发生残余尿增加甚至尿潴留，导致反复尿路感染。

23. 糖尿病患者尿路感染的症状和普通人一样吗

大多数糖尿病患者发生尿路感染通常是无症状的，而且即使糖尿病得到很好的控制，无症状菌尿发生频率也会高，但是这种无症状菌尿对患者的肾功能和寿命都没有什么影响，不需要用抗菌药物治疗；糖尿病患者有尿路感染症状，发作时与普通人群症状有相似之处，包括尿频、尿急、尿痛、肉眼血尿等，也存在下腹坠胀感、腰痛、乏力、发热等全身表现。而不同之处在于：由于免疫功能下降，糖尿病患者常发生复发性尿路感染，有一些患者症状可能会更严重，伴有高热、畏寒，甚至可能出现败血症等；而有些患者也可以没有任何感觉，在体检时才发现自己有尿路感染；另一部分患者的临床表现不典型，症状多种多样。

24. 如何治疗糖尿病患者尿路感染

首先要认真控制血糖水平，定期测量血糖值，根据具体情况制定合适的血糖控制目标。其次，根据检查结果选用最佳的药物治疗方案，听从医生的医嘱，及时用药，用药疗程一般应在治疗至体温正常或相关症状缓解后的 3～5天。最后，如果感染反复发作、持续应用抗菌药物都不缓解，则需要进一步做泌尿系统相关影像学检查。如果发现泌尿系统存在异常病变时，可采取相应的手术治疗，术后还需维持一段时间的抗菌药物治疗。

25. 右肾结石患者突然出现右侧腰痛和发热，可能是什么原因，需要使用抗菌药吗

结石表面和内部通常有细菌附着，这些细菌会进入血液里引起感染，出现发热的情况；或者由于肾内结石向下移动至输尿管内，造成输尿管梗阻，导致肾脏继发积水，如果继发积水的尿液中存在细菌，由于压力比较高，细菌会顺着压力慢慢进入肾盂壁，也会造成肾盂感染，导致肾盂肾炎，患者同时也会出现恶寒、发热，伴有血象高或腰痛等临床表现。后一种情况比较危险，需要立即就诊，应用广谱抗菌药物进行抗感染治疗，甚至有可能需要手术置入引流管引流感染的尿液才能控制。

26. 有尿路结石，又经常出现尿路感染，两者有关系吗

尿路结石和尿路感染可能存在关联。尿路结石由尿液中的某些物质结晶沉积而形成，结石可能会造成尿路梗阻，导致尿液滞留，滞留的尿液为细菌提

供了繁殖的环境,进而引发尿路感染。另一方面,尿路感染也可能导致尿路结石。当尿路感染时,细菌会导致尿液中的 pH 发生改变,使得尿液中的某些物质更容易结晶形成结石。此外,某些类型的细菌也能直接导致结石的形成。因此,尿路结石和尿路感染是一个相互影响的恶性循环。

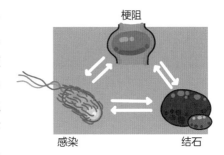

如果患有尿路结石并且经常出现尿路感染,应该及时就医,寻求专业的治疗方案。同时,保持充足的水分摄入,避免尿液过于浓缩,也是预防尿路结石和尿路感染的重要措施。

27. 医生说我得了"感染性结石",我该怎么治疗

感染性结石是因为一些特殊细菌感染导致的肾结石,这些细菌会产生尿素分解酶,分解尿液,导致一些特殊成分的肾结石形成。感染性结石的治疗方法包括抗菌药物控制感染、酸化尿液、应用尿素酶抑制剂,对成形的结石通常需要手术取石。目前有三种常见手术方式:体外冲击波碎石术、输尿管镜碎石术和经皮肾镜取石术。体外冲击波碎石术容易粉碎质地松脆的感染性结石,适用于直径 2cm 以下结石;经输尿管镜碎石术能够安全用于大部分患者;而经皮肾镜取石术清除率高,适用于直径 2cm 以上的结石。

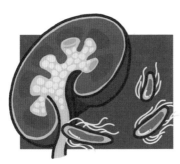
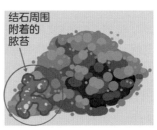

结石周围附着的脓苔

28. 感染性结石是否会复发,应该怎样预防呢

感染性结石复发率高,若复发后未控制将会对肾功能造成严重的影响,所以术后做好随访工作是至关重要的。在尿路结石较为严重不能单靠药物治疗而治愈时,就需要通过外科手术的方式将结石清除,但术后仍需要继续坚持一段时间药物治疗,因为结石中含有大量细菌,在外科碎石后细菌可能会溢出导

致二次感染,所以术后通常要采用 3 个月以上的长期低剂量抗菌药物治疗来控制感染和预防结石复发。与此同时,还需要在术后 1 个月、3 个月、6 个月来医院进行 B 超或肾、输尿管及膀胱平片检查以确保结石没有复发,必要时进行 CT 检查。随访期间可通过尿常规、血生化检查等观察是否出现慢性尿路感染、肾功能不全等情况。

29. 老年男性前列腺增生合并尿路感染如何治疗

老年男性前列腺增生可能导致排尿费力、尿线变细、尿不尽甚至尿潴留等情况,由于长期排尿不通畅,大量尿液淤滞在膀胱就容易滋生细菌并增强细菌黏附到尿路上皮细胞的能力,导致尿路感染。而这种感染往往不容易控制或者停药以后又反复发作,其原因在于这种感染是继发于前列腺增生所导致的尿路梗阻,病因(即前列腺增生导致的梗阻)不除,感染就不易控制,正所谓"通则不痛,痛则不通"。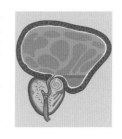
所以这种情况下应该通过药物或者手术治疗前列腺增生、解除尿路梗阻、保持排尿通畅,再辅以抗感染治疗,尿路感染才能得到有效控制。

30. 神经源性膀胱患者如何预防尿路感染发生和复发

恰当的膀胱管理方式是预防神经源性膀胱尿路感染的关键,包括正确处理膀胱功能障碍(及时排空膀胱、降低膀胱内压)、选择正确的排尿方式(间歇导尿是协助患者膀胱排空的首选方法,无菌间歇导尿更有助于减少泌尿系统感染和菌尿的发生,而清洁间歇导尿更为方便且费用较低)。对于留置导尿管的患者,细菌可定植在导管内外的生物膜内甚至形成导管的结壳,应及时更换导尿管或更改导尿方式。对于合并膀胱结石、输尿管反流等感染易发危险因素的患者需要手术处理结石、纠正输尿管反流。大多数神经源性膀胱患者不需要预防性使用抗菌药物。预防用药不仅不能减少临床尿路感染的发生,还会增加神经源性膀胱患者和健康人群多重耐药菌感染的发生率,必须严格限制抗菌药物的使用。多饮水、提高个人卫生水平等生活习惯的改善也是预防泌尿系感染的重要手段。

31. 为什么肾积水感染患者出现了发热、腰痛,却没有尿频、尿急、尿痛这些尿路感染的典型症状

同为尿路感染,感染部位不同,症状是不一样的。一般情况下,下尿路(膀

胱、尿道）感染的症状以尿频、尿急、尿痛等刺激症状为主，上尿路（肾盂、输尿管）感染则可能出现畏寒、发热等全身症状。如果存在输尿管梗阻，在梗阻不完全时，感染的尿液可排至膀胱、尿道，使患者出现尿频、尿急、尿痛等下尿路刺激症状；但若梗阻完全，感染尿液不能下排至膀胱和尿道，则下尿路刺激症状可不明显。所以出现这种情况大概率是有明确的输尿管梗阻存在，同时合并了感染。

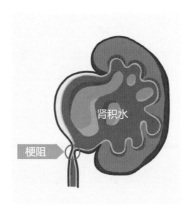

32. 慢性肾病患者为什么更容易发生尿路感染

第一，慢性肾病患者往往存在肾组织萎缩和瘢痕形成，其引起的梗阻是诱发尿路感染的重要因素，细菌难以被冲洗清除，在尿流淤积处大量繁殖；第二，慢性肾病患者肾组织血液供应减少，正常生理功能受到影响，导致肾盂黏膜抵抗力降低；第三，慢性肾病患者多存在免疫功能紊乱、机体免疫力低下，为细菌繁殖和感染扩散提供了有利条件；第四，慢性肾病患者由于诊治需要，常常需要接受肾穿刺、血液透析及腹膜透析等侵入性操作，也为感染致病菌创造了条件。

33. 慢性肾病患者出现尿路感染后，除了抗感染治疗，还需要注意哪些情况

慢性肾病患者合并尿路感染时，由于特殊的病理生理机制，在治疗方面除了常规的抗感染治疗外，还需要注意以下几点：①注意低盐、低脂、低嘌呤、优质低蛋白饮食。常见的低嘌呤优质蛋白饮食如谷物类和蛋类，另外蔬菜水果类也属于低嘌呤饮食，而高嘌呤饮食常见的

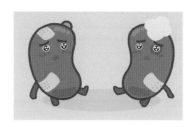

如动物内脏、水产品及肉类。②降尿酸，纠正贫血，控制血压，抗血小板聚集（如阿司匹林等药物）。③多饮水、勤排尿及生活方式的调整等。

34. 肾移植或使用免疫抑制剂的患者为什么更容易发生尿路感染

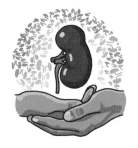

患者对尿路感染的抵抗力依赖于机体自身免疫功能，而患者遗传变异及外源性干预（服用免疫抑制剂）导致的免疫抑制反应也是引起尿路感染的常见原因。肾移植是治疗终末期肾病最经济、有效的方法，但伴随着泌尿生殖道解剖的改变和免疫抑制剂的使用，机体免疫力下降，患者罹患尿路感染的风险增加。此外，长期大剂量服用免疫抑制剂的自身免疫病患者、先天性或获得性免疫功能障碍和缺陷的患者机体内免疫分子的表达和产生减少，对病原微生物的防御功能降低，也容易发生尿路感染。

35. 肾移植患者会出现哪些类型的尿路感染，与普通尿路感染相比更危险吗

肾移植患者的尿路感染可分为无症状菌尿（尿检细菌超标但患者没有任何临床表现）和症状性尿路感染（尿检细菌超标并且患者出现尿路感染的临床表现）。症状性尿路感染进一步又分为膀胱炎和肾盂肾炎。膀胱炎的主要临床表现为尿频、尿急、尿痛等膀胱刺激症状；肾盂肾炎除了膀胱刺激症状和肋脊角疼痛、肾区压痛等局部症状，还可能合并发热、寒战等全身症状。与无症状菌尿相比，症状性尿路感染可能进展为脓毒症、急性细胞排斥反应、同种异体移植物功能受损、移植物丢失和死亡，因此通常需要根据致病微生物的敏感性选择抗菌药物积极治疗。肾移植患者由于长期使用免疫抑制剂，容易出现一些相对少见的病原体（如真菌、病毒等）引起的尿路感染，即非细菌性的尿路感染。出现真菌性尿路感染的患者应尽早拔除导尿管和输尿管支架管，同时应用抗真菌药物如氟康唑或两性霉素。对于全身性念珠菌病患者的尿路感染，需要选用氟康唑。建议一旦发生此种情况，应及时到正规医院就诊。

第三章

男性生殖系统感染

1. 哪些感染属于男性生殖系统感染

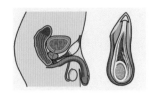

男性生殖系统包括内生殖器和外生殖器两个部分。内生殖器由睾丸、输精管道（附睾、输精管、射精管和尿道）和附属腺体（精囊腺、前列腺、尿道球腺）组成。外生殖器包括阴囊和阴茎（阴茎体、龟头和包皮）。发生在男性生殖系统的感染主要包括：各种类型的前列腺炎、包皮龟头炎、阴茎炎性疾病以及附属腺体感染（包括睾丸炎、附睾炎、精索炎、精囊炎等）。

2. 什么是前列腺炎

前列腺炎是成年男性的常见疾病之一，虽然不直接威胁生命，但可能影响患者的生活质量。约有 50% 的男性在一生中的某个时期会受到前列腺炎的影响。

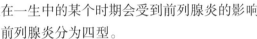

前列腺炎分为四型。

Ⅰ型（相当于急性细菌性前列腺炎）：由细菌感染引起，起病急，症状严重，常伴有发热、寒战、尿道分泌物等。

Ⅱ型（相当于慢性细菌性前列腺炎）：有持续超过 3 个月反复发作的下尿路感染症状，治疗通常采用抗菌药物，部分患者可能需要长期治疗。

Ⅲ型（相当于慢性非细菌性前列腺炎和前列腺痛）：是前列腺炎中最常见的类型，约占 90%，主要表现为长期、反复的骨盆区疼痛或不适，持续时间超过 3 个月，可伴有不同程度的排尿症状和性功能障碍，前列腺按摩液（expressed prostatic secretion，EPS）/ 精液 / 前列腺按摩后尿液（voided bladder three，VB3）细菌培养结果阴性。

Ⅳ型（无症状前列腺炎）：无主观症状，只在前列腺相关检查时发现有炎症证据。

3. 急性细菌性前列腺炎（Ⅰ型前列腺炎）的病因有哪些

急性细菌性前列腺炎是在机体抵抗力低下时，由毒力较强的细菌引起的前列腺感染性疾病，在 20～40 岁以及大于 70 岁的人群中高发。

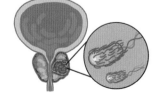

引起急性前列腺炎的常见病原体包括大肠埃希菌、链球菌、金黄色葡萄球菌、肺炎克雷伯菌、变形杆菌、假单胞菌等，通常是单一病原菌感染。在免疫缺陷患者中，也可见结核分

枝杆菌、念珠菌属、皮炎芽生菌和荚膜组织胞浆菌等引发前列腺炎。酗酒、纵欲过度、受寒、发热、全身感染等可使前列腺充血的因素均可诱发前列腺炎。

4. 细菌是怎么感染前列腺的

细菌通常通过以下几个途径到达并感染前列腺组织：①血行感染：主要由呼吸道、皮肤或软组织的感染源通过血流播散导致前列腺炎；②尿道炎上行感染；③尿液感染：多为膀胱炎、肾盂肾炎及急性淋球菌性后尿道炎引起细菌性感染通过尿液逆行进入前列腺管；④邻近器官感染：多是由前列腺邻近器官如直肠、结肠等的感染通过直接播散或淋巴系统传播引起炎症。

5. 急性细菌性前列腺炎的临床症状有哪些

顾名思义，急性细菌性前列腺炎起病较急，通常会有如下症状：①会阴部、耻骨上区疼痛伴有外生殖器不适或疼痛，部分患者出现腹部、腹股沟或下背部疼痛。②射精痛，血精和血便。③排尿刺激症状，如尿频、尿急、排尿痛；梗阻症状，如排尿踌躇、尿线间断，甚至急性尿潴留。④全身症状，如寒战和高热，恶心、呕吐等，严重时可能会出现低血压以及败血症等症状。

6. 急性细菌性前列腺炎如何诊断

（1）病史：发病前是否患过全身其他部位的感染，如皮肤化脓性感染、上呼吸道感染等，或急性尿道炎病史，以及是否有经尿道的医学检查病史。

（2）症状：起病急骤，全身症状有高热、寒战、厌食、乏力等，局部症状有尿频、尿急、尿痛及直肠刺激症状。

（3）化验检查：血白细胞升高，明显核左移。尿镜检可见大量白细胞及脓细胞。尿三杯试验：第一杯有碎屑及脓尿；第二杯常较清晰；第三杯混浊，有碎屑及上皮细胞。尿道分泌物检查及细菌培养可以发现致病菌，前列腺液检查涂片染色常可找到大量白细胞和细菌。

（4）直肠指诊：前列腺可正常或稍大，有张力，一叶或二叶局部不规则；可能有小硬结，或整个腺体肿大，质软有弹性，压痛阳性。也可能有前列腺明显增大、质硬、张力大、压痛明显。局部也可摸到柔软区，轻压时尿道口有脓液排出。

7. 急性细菌性前列腺炎如何治疗

应积极卧床休息，多饮水，使用抗菌药物及止痛、解痉、退热等药物，以缓解症状，可以使用中药辅助治疗。

使用抗菌药物,应根据中段尿细菌培养和药敏试验结果选择,推荐静脉应用抗菌药物 3～5 天。常选用喹诺酮类如环丙沙星、氧氟沙星,以及头孢菌素、妥布霉素、氨苄西林等。如果有衣原体感染,可用红霉素、阿奇霉素等;淋病奈瑟球菌感染可用头孢曲松;厌氧菌感染则用甲硝唑。待发热症状好转后,应改为口服药物,视症状轻重使用 2～4 周。如果患者排尿时刺激症状明显,可使用 α 受体阻滞剂例如盐酸坦索罗辛、盐酸特拉唑嗪等和抗胆碱能药如溴丙胺太林。缓解局部疼痛可使用吲哚美辛栓。

8. 慢性细菌性前列腺炎(Ⅱ 型前列腺炎)的病因有哪些

慢性细菌性前列腺炎,指病原体感染引起前列腺组织的慢性炎症,通常没有急性的炎症过程。

其致病菌有大肠埃希菌、变形杆菌、克雷伯菌属、葡萄球菌或链球菌等,也可由淋病奈瑟球菌感染,主要是经尿道逆行感染所致。前列腺结石和尿液反流可能是病原体持续存在和感染复发的重要原因,患者常有反复的尿路感染发作病史,或者前列腺按摩液中持续检出致病菌的存在。

影响因素主要包括:①寒冷的环境和气候条件;②伴随心理疾病、性功能障碍、良性前列腺增生、前列腺结石及性传播疾病;③性生活不节制及手淫频繁;④特殊职业,如司机、煤矿井下工人等;⑤不良饮食习惯和生活方式,例如食用辛辣刺激食物、酗酒、吸烟、运动量减少、长时间久坐、骑跨动作等;⑥发病率与患者的受教育程度呈负相关。

9. 慢性细菌性前列腺炎的临床症状有哪些

慢性细菌性前列腺炎常见的症状包括:①疼痛。最主要的为会阴区疼痛,睾丸区、耻骨区、阴茎部位疼痛感也较明显,还有少部分患者会出现下背部、腰骶部、腹股沟区、肛周、尿道的疼痛。②储尿及排尿期症状。尿频、尿急、尿不尽感、排尿等待、排尿中断、排尿时间延长、夜尿增多、尿痛、排尿时尿道不适或灼热、尿道分泌物等症状,部分患者出现尿道口"滴白"现象,晨起时多见。③性功能障碍。④精神神经症状。慢性细菌性前列腺炎患者常出现头晕、头胀、乏力、疲惫、失眠、情绪低落、疑虑焦急等焦虑和抑郁症状。

10. 慢性细菌性前列腺炎如何诊断

(1)病史:病程时间比较长,大部分患者病程在 3～6 个月或以上。

(2)症状:慢性细菌性前列腺炎患者临床表现差异较大,具体内容可见上一问题描述。

（3）体格检查：会阴部可有压痛，直肠指检可发现前列腺呈饱满、增大、质软、轻度压痛。病程长者，前列腺缩小、变硬、不均匀，有小硬结。

（4）辅助检查：前列腺液白细胞＞10个/高倍视野，卵磷脂小体减少，可诊断为前列腺炎。但前列腺炎样症状的程度与前列腺液中白细胞的多少并无相关性。"四杯法"中初始尿液（voided bladder one，VB1）及中段尿液（voided bladder two，VB2）细菌培养阴性，VB3和前列腺液细菌培养阳性；尿常规及尿沉渣检查是排除尿路感染等其他疾病、诊断慢性细菌性前列腺炎的辅助方法。有时需要结合精液检查、完善泌尿系统彩超甚至前列腺磁共振与其他盆腔疾病鉴别；必要时也可能进行膀胱镜检查、尿动力检查。

11. 慢性细菌性前列腺炎会引发并发症吗

慢性细菌性前列腺炎可能引发多种并发症。首先，慢性精囊炎是最常见的情况，由于前列腺与精囊相连，炎症可以扩散，影响男性性功能，导致血精和射精疼痛。其次，前列腺液是精液的一部分，前列腺炎可能导致前列腺分泌液中的炎症物质增加，降低精液质量，影响受孕。此外，慢性前列腺炎通常伴有后尿道炎和附睾炎，后者可导致睾丸肿胀和不适，特别是在性行为后容易出现或加重。慢性前列腺炎可能扩散到膀胱，引发膀胱炎，表现为尿路刺激症状。慢性前列腺炎还可能成为变态反应性疾病的诱因，如关节炎、肌炎、虹膜炎和神经炎。

12. 慢性细菌性前列腺炎如何治疗

慢性细菌性前列腺炎病因复杂，症状多变，病程迁延，治疗效果往往不理想。目前，慢性细菌性前列腺炎的治疗目标是缓解疼痛不适、改善排尿异常、减轻焦虑与抑郁、提高生活质量，疗效的评价应该以患者的症状改善程度为主。

（1）一般治疗：①对慢性细菌性前列腺炎患者进行健康教育、心理和行为辅导对缓解患者症状有积极作用，能改善心理精神因素引起的性功能下降；②养成良好生活习惯、改善生活方式：避免不节制的性生活、频繁手淫，注意性生活中的卫生，避免久坐、憋尿，加强体育锻炼；③改变不良饮食习惯：避免食用辛辣、刺激食物，避免酗酒、吸烟；④注意保暖：寒冷的环境和气候可诱发慢性细菌性前列腺炎；⑤更换职业：客车司机、煤矿井下工人等慢性细菌性前列腺炎症状严重者可更换职业或居家休息一段时间。

（2）药物治疗：①抗菌药物包括氟喹诺酮类（如环丙沙星和左氧氟沙星等）、大环内酯类（如阿奇霉素和克拉霉素等）、四环素类（如米诺环素等）和磺胺类

（如复方磺胺甲噁唑）等。可以联合用药或交替用药，以防止产生细菌耐药性。抗菌药物治疗的疗程为 4～6 周，其间一般建议每 2 周应对患者进行阶段性的疗效评价。②服用 α 受体阻滞剂改善排尿症状：可选用多沙唑嗪、特拉唑嗪、坦索罗辛、萘哌地尔等，疗程为 12～24 周。③采用非甾体消炎镇痛药。④中药及植物制剂：宁泌泰胶囊、前列舒通胶囊、银花泌炎灵片、泌淋颗粒（胶囊）等。⑤对于出现精神神经症状者对症应用抗抑郁及抗焦虑药物。

（3）其他治疗：①前列腺按摩；②生物反馈合并电刺激治疗；③热水坐浴；④心理治疗。

建议一旦发生前列腺炎，应及时到正规医院就诊，在医生指导下个体化用药。

13. 慢性非细菌性前列腺炎 / 慢性骨盆疼痛综合征（Ⅲ型前列腺炎）的病因有哪些

慢性非细菌性前列腺炎发病机制未明，病因学十分复杂，主要病因可能是病原体感染、炎症、异常的盆底神经肌肉活动和免疫、心理、神经内分泌异常等共同作用的结果。发病的重要诱因包括：吸烟，饮酒，嗜食辛辣食品，不适当的性活动，久坐引起前列腺长时间充血和盆底肌肉长期慢性挤压，受凉，疲劳等导致机体抵抗力下降或特异体质等。

14. 慢性非细菌性前列腺炎 / 慢性骨盆疼痛综合征（Ⅲ型前列腺炎）的临床表现有哪些

慢性非细菌性前列腺炎是前列腺炎中最常见的类型，表现为长期、反复的盆腔范围的疼痛和不适，持续时间超过 3 个月。此外，它还可伴随不同程度的排尿症状和性功能障碍。细菌培养结果为阴性。

15. 慢性非细菌性前列腺炎 / 慢性骨盆疼痛综合征（Ⅲ型前列腺炎）如何诊断

Ⅲ型前列腺炎的临床表现与Ⅱ型前列腺炎类似，主要表现为骨盆区域疼痛，可见于会阴、阴茎、肛周部、尿道、耻骨部或腰骶部等部位，其中射精痛更为影响患者。排尿异常可表现为尿急、尿频、尿痛和夜尿增多等。由于慢性疼痛久治不愈，患者生活质量下降，并可能有性功能障碍、焦虑、抑郁、失眠、记忆力下降等。主要区别在于Ⅲ型前列腺炎细菌培养为阴性。

根据精液、前列腺液和前列腺按摩后的尿液标本白细胞计数是否异常，将慢性非细菌性前列腺炎／慢性骨盆疼痛综合征区分为Ⅲ A 型和Ⅲ B 型。临床诊断时还要与可能导致骨盆区域疼痛和排尿异常的其他疾病进行鉴别诊断。

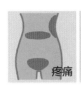

16. 慢性非细菌性前列腺炎／慢性骨盆疼痛综合征(Ⅲ型前列腺炎)如何治疗

（1）一般治疗：健康教育、心理和行为辅导有积极作用。患者应戒酒，忌辛辣刺激食物，避免憋尿、久坐，注意保暖，加强体育锻炼及规律的性生活有助于改善前列腺炎患者的症状。

（2）药物治疗：①推荐先口服氟喹诺酮等抗菌药物 2～4 周，然后根据疗效反馈决定是否继续抗菌药物治疗。推荐的总疗程为 4～6 周。部分此型患者可能存在沙眼衣原体、解脲支原体或人型支原体等细胞内病原体感染，可以口服四环素类或大环内酯类等抗菌药物治疗。Ⅲ B 型患者不使用抗菌药物治疗。②服用 α 受体阻滞剂改善排尿症状：可选用多沙唑嗪、特拉唑嗪、坦索罗辛、萘哌地尔，疗程在 12 周以上。③对伴有膀胱过度活动症表现（如尿急、尿频和夜尿但无尿路梗阻）的前列腺炎患者，可以使用 M 受体阻滞剂（如托特罗定等）。④采用非甾体抗炎药。⑤中药及植物制剂：如宁泌泰胶囊、前列舒通胶囊、银花泌炎灵片、泌淋颗粒（胶囊）等。⑥对于出现精神神经症状的患者，可对症应用抗抑郁及抗焦虑药物。

（3）其他治疗：①前列腺按摩；②生物反馈合并电刺激治疗；③热水坐浴；④心理治疗。

17. 如何判断慢性前列腺炎的严重程度

对于慢性前列腺炎的严重程度，推荐应用美国国立卫生研究院制定的慢性前列腺炎症状指数（NIH-CPSI）进行症状评估。NIH-CPSI 主要包括 3 部分内容，有 9 个问题（0～43 分）。第一部分评估疼痛部位、频率和严重程度，由问题 1～4 组成（0～21 分）；第二部分为排尿症状，评估排尿不尽感和尿频的严重程度，由问题 5～6 组成（0～10 分）；第三部分评估对生活质量的影响，由问题 7～9 组成（0～12 分）。NIH-CPSI 广泛应用于慢性前列腺炎的症状评估。

18. 什么是前列腺脓肿

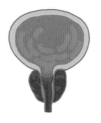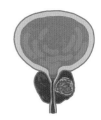

部分急性细菌性前列腺炎，可能进展为前列腺脓肿。前列腺脓肿多发生于 50～60 岁的患者，发病者往往合并有糖尿病或多种因素导致的免疫能力降低，特别是伴有肾衰竭用透析维持的糖尿病患者。免疫功能低下的患者，如果进行经尿道器械操作和导尿也易发生前列腺脓肿。半数患者有急性尿潴留、尿频、排尿困难；可有与直肠相关的不适；可有血尿、尿道流脓；有的伴有附睾、睾丸炎。

当患者在给予敏感抗菌药物治疗 36 小时后仍有发热等全身症状时，应考虑行经直肠超声检查、骨盆区 CT 或 MRI 检查，明确有无合并前列腺脓肿。一旦前列腺脓肿确诊，除了针对性使用抗菌药物外，还应在超声引导下经直肠或会阴行穿刺引流或经尿道切开引流脓肿，也可行经尿道或经会阴切开引流等。如果及时进行诊断治疗，预后较好。

19. 什么是无症状前列腺炎（Ⅳ 型前列腺炎）

无症状前列腺炎（Ⅳ 型前列腺炎）是指患者没有下尿路症状，也没有盆腔范围的疼痛、不适，仅在偶尔进行的有关前列腺方面的检查时（如精液、EPS、前列腺组织活检等），才发现有前列腺炎症的证据。

20. 前列腺炎会导致阳痿、早泄吗

前列腺炎是男性常见的疾病之一，它可能会导致一些性功能方面的问题，但这并不是所有前列腺炎患者必然出现的症状。

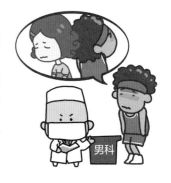

前列腺炎症可能会影响阴茎的血液供应，从而可能导致勃起功能障碍。前列腺炎也可能出现性行为中的疼痛，可能会使患者对性行为产生恐惧，从而引起阳痿。前列腺炎症可能会影响阴茎的神经，这可能会导致性行为中过早射精。

然而，值得注意的是，并非所有前列腺炎患者都会出现阳痿或早泄的症状。而且，即使前列腺炎患者出现了这些症状，不一定是由前列腺炎直接导致的。因此，如果出现了性功能方面的问题，建议及时就医，由专业医生进行诊断和治疗。

21. 前列腺炎好转后没过多久症状又反复了,怎么办

前列腺炎症状反复出现,可能是由于治疗不彻底、生活习惯不当、感染等原因。针对这个问题,可以从以下几个方面着手。

(1)寻求专业医生的帮助:如果症状反复出现,建议及时就诊,以便专业医生对病情进行全面评估,并提供更个性化的治疗方案。

(2)坚持治疗:前列腺炎的治疗可能需要一段时间,患者需要遵医嘱,按时按量服药,并按照医生的建议进行相应的物理治疗、理疗等。在治疗过程中,要保持良好的心态,不要过分焦虑。

(3)改善生活习惯:保持良好的生活习惯对前列腺炎的康复非常重要。建议避免久坐、久站、过度劳累等,保持良好的卫生习惯,注意局部保暖,避免过度性生活,尽量不吸烟、不喝酒。

(4)饮食调理:保持饮食均衡,多吃蔬菜水果,适当摄入富含锌、硒等微量元素的食物,如坚果、海产品等。

(5)加强锻炼:适当进行锻炼,如散步、慢跑、游泳等有助于促进血液循环,改善前列腺局部充血状况,对前列腺炎的康复有积极作用。

(6)防止感染:前列腺炎可能与细菌感染有关,注意个人卫生,避免不洁性行为,以降低感染风险。

总之,前列腺炎症状反复出现时,请及时就诊,在医生的指导下进行治疗。同时,注意改善生活习惯、饮食调理、锻炼身体等方面,以促进前列腺炎的康复。

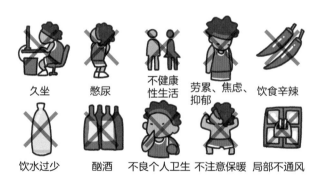

| 久坐 | 憋尿 | 不健康性生活 | 劳累、焦虑、抑郁 | 饮食辛辣 |

| 饮水过少 | 酗酒 | 不良个人卫生 | 不注意保暖 | 局部不通风 |

22. 前列腺炎会传染吗,如何预防

前列腺炎是否会传染取决于具体的病因。前列腺炎可以分为细菌性前列腺炎和非细菌性前列腺炎。其中,细菌性前列腺炎是由细菌感染引起的,具有

一定的传染性。而非细菌性前列腺炎则与病毒、支原体、衣原体等病原体感染无关,不具备传染性。

针对细菌性前列腺炎,预防措施如下。

(1)注意个人卫生:勤洗澡、换洗衣物,尤其是生殖器部位,以降低感染风险。

(2)避免不洁性行为:不洁性行为可能导致细菌感染,建议使用安全套,保持固定的性伴侣,避免滥交。

(3)防止尿道感染:尿道感染容易引发前列腺炎,注意多喝水、不憋尿,避免尿道感染的发生。

(4)增强免疫力:保持良好的生活习惯,饮食均衡,适当锻炼。

(5)定期体检:建议中老年男性定期进行前列腺检查,以便及时发现并治疗前列腺疾病。

非细菌性前列腺炎的预防措施与细菌性前列腺炎相似,此外,还要注意避免久坐、久站、过度劳累等不良习惯,以降低非细菌性前列腺炎的发生风险。

23. 前列腺炎会影响生育吗

前列腺炎对生育的影响因个体情况和病情的严重程度而异。

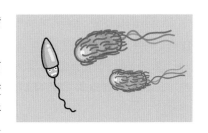

前列腺炎分为细菌性前列腺炎和非细菌性前列腺炎。细菌性前列腺炎,如果病情较轻,可能不会对生育造成明显影响。但是,严重的细菌性前列腺炎可能导致前列腺液的成分改变,影响精子的活力和数量,从而影响生育能力。此外,前列腺炎可能导致前列腺分泌功能减退,影响射精过程,进而影响生育。非细菌性前列腺炎不影响精子生成和输送,一般不会直接影响生育能力但是可能导致局部疼痛、不适等症状,影响性生活的质量,从而影响生育。因此,前列腺炎患者不必过分担忧生育问题,建议及时就诊,并在医生的指导下进行治疗。

24. 前列腺炎与前列腺增生、前列腺癌有何关系

前列腺炎、前列腺增生和前列腺癌是三种不同的疾病,它们之间没有直接联系。但是,前列腺炎可能加重前列腺增生的症状,而前列腺增生也可能诱发前列腺炎。前列腺癌是一种恶性肿瘤,起源于前列腺上皮细胞。慢性炎症可能刺激前列腺上皮细胞的异常生长,从而增加患癌风险,但临床并没有定论。

需要注意的是,前列腺炎和前列腺癌的症状有一些相似之处,如尿频、尿急、尿不尽等。因此,如果出现这些症状,请及时就医,并在专业医生的指导下进行甄别和治疗。对于前列腺炎患者来说,定期进行前列腺检查是非常重要的,以便及早发现并治疗潜在的前列腺癌。

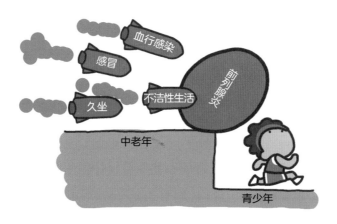

25. 前列腺炎患者如何进行自我管理和心理调适

前列腺炎患者在进行自我管理和心理调适时,可以从以下几个方面着手。

(1)正确认识疾病:了解前列腺炎的病因、症状、治疗方法和预后,消除恐惧和焦虑,树立战胜疾病的信心。

(2)遵医嘱治疗:按照医生的建议和处方,按时服药,注意药物的不良反应,如出现异常情况应及时就诊。

(3)改善生活习惯:保持良好的卫生习惯,避免久坐,保持规律的作息、充足的睡眠,避免过度疲劳。

(4)饮食调理:保持饮食均衡,多吃新鲜蔬菜和水果,避免过多摄入辛辣刺激性食物。多饮水,保证尿量充足。

(5)适量运动:坚持适量的运动,如散步、慢跑、游泳等,以增强体质,改善局部血液循环,有利于前列腺的健康。

(6)保持良好心态:保持乐观、积极的心态,避免过度焦虑和紧张,有利于疾病的康复。

(7)节制性生活:在治疗期间,应适当控制性生活,避免性生活过于频繁或禁欲过久,以减轻前列腺充血,预防前列腺炎的反复发作。

(8)保持良好的心理状态,积极面对生活,也有助于提高生活质量。如有疑虑,应及时就诊,由专业医生进行诊断和治疗。

26. 体检报告提示前列腺钙化灶，这是炎症吗，如何治疗

前列腺钙化是一种常见的男性临床表现，通常在 40～60 岁发生。前列腺钙化是指在前列腺组织中出现钙盐沉积的现象，这种现象可以是生理性的，也可以是病理性的。生理性的前列腺钙化通常是由于年龄增长、激素水平变化等因素引起的，一般不会引起明显的症状，也不需要特殊治疗。而病理性的前列腺钙化则可能是由于前列腺炎、前列腺增生、前列腺肿瘤等疾病导致的，这种情况下，前列腺钙化可能会伴随尿频、尿急、尿不尽等症状，需要针对病因进行治疗。

诊断前列腺钙化主要依靠影像学检查，如 B 超、CT、MRI 等。对于前列腺钙化患者，定期进行前列腺检查是非常必要的，以便及早发现并治疗潜在的前列腺疾病。对于生理性的前列腺钙化，一般不需要特殊治疗，只需要定期进行前列腺检查。而对于病理性的前列腺钙化，则需要针对病因进行治疗，如前列腺炎患者需要使用抗菌药物进行治疗，前列腺增生患者可能需要进行手术治疗等。

27. 男性生殖系统感染有哪些常见的病原体

引起男性生殖道感染常见的病原体包括细菌（淋病奈瑟球菌、嗜血杆菌、大肠埃希氏菌、结核分枝杆菌等）、病毒（单纯疱疹病毒、人乳头状瘤病毒等）、支原体、衣原体及其他病原体（念珠菌、梅毒螺旋体、阴道毛滴虫等），其中以淋病奈瑟球菌、支原体和衣原体引起的生殖道感染较为常见。

28. 什么是包皮龟头炎

包皮龟头炎是指包皮和阴茎头的感染或炎症。可由念珠菌、厌氧菌、需氧菌等感染或性传播引起，也可因皮肤病如硬化性苔藓、扁平苔藓、银屑病等引起。临床表现为包皮和龟头局部红斑、小丘疱疹、糜烂、渗液，可有疼痛或瘙痒感。龟头炎的一般治疗强调日常清洁，尽可能地翻转包皮，避免不

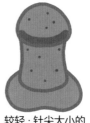 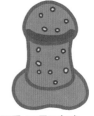

较轻：针尖大小的红色丘疹。　严重：可累及包皮、阴茎，并出现水肿、糜烂、渗液。

洁性交。对于特殊类型的龟头炎，应根据相应的病因进行治疗，包皮过长导致的反复感染者需行包皮环切术。

29. 包皮龟头炎的病因有哪些

包皮龟头炎常见诱因包括包皮过长和包茎、局部污垢等。包皮过长时，包

皮与龟头之间会形成温热潮湿的环境，局部残留的尿液、包皮垢和脱落上皮成为微生物滋生的温床，如果不及时清理，病原体会过度繁殖导致炎症。

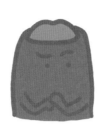
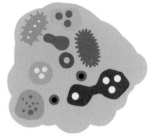

引起细菌性包皮龟头炎的大多数病原体为革兰氏阳性菌，如链球菌、葡萄球菌、表皮葡萄球菌、肠球菌、变形杆菌等，此外还有沙眼衣原体和淋病奈瑟球菌。淋病奈瑟球菌感染会导致尿道大量分泌物和包皮水肿。

近年来，真菌引起的包皮龟头炎发病率逐渐增加，其中最常见的真菌是白念珠菌。虽然念珠菌通常是正常菌群的一部分，但在某些情况下，尤其是在合并有糖尿病患者中可能会过度生长。该病与抗菌药物不合理使用、菌群失调和阴茎卫生异常等因素有关。

结核菌性包皮龟头炎非常罕见，是主要发生在龟头包皮等部位的结核分枝杆菌感染。

30. 包皮龟头炎的典型症状有哪些

包皮龟头炎症状多样，包括阴茎头瘙痒、灼痛、肿胀、红斑、水疱，以及包皮垢较多。

细菌性炎症可能仅表现为轻微不适或局部刺痒，查体可见阴茎头及冠状沟处红斑，边界清晰，伴有乳白色脓性分泌物；真菌性炎症通常伴有明显瘙痒感，可能引发尿道刺激症状，如尿频、尿痛，查体可见多样性皮疹，冠状沟内侧有潮红皮肤和白色分泌物。

急性重度炎症可导致阴茎头水肿、皮肤溃疡、渗出、烧灼感或麻木感。严重糖尿病和免疫功能低下的患者可能表现为爆发性水肿或溃疡。

31. 如何预防和治疗包皮龟头炎

感染性包皮龟头炎的治疗目的是尽可能清除病原微生物，缓解患者不适症状，治疗性传播疾病，预防相关性功能障碍和排尿障碍等并发症的发生。

炎症早期通常应该以局部治疗为主，只有在病变发展时，需要应用广谱抗菌药物；反复发作的慢性炎症患者，建议行手术处理。

保持局部清洁和干燥是普通感染性包皮龟头炎治疗的关键。翻转包皮进行清洁是非常快速和有效的方法。局部感染严重，引起泌尿生殖系统其他部位继发感染和淋巴结肿大，或有发热等全身症状时，应积极应用抗菌药物。

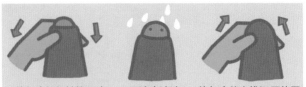

1. 将包皮轻轻地撸下来　2. 用清水清洗　3. 将包皮往上推还原位置

32. 包茎、包皮过长导致反复发炎，如何治疗

包茎和包皮过长是常见的男性外生殖器问题，可能会导致反复发炎。这主要是因为包皮过长或包茎导致包皮垢堆积、局部潮湿和不透气，容易滋生细菌，引发感染。

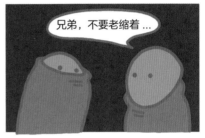

治疗包茎和包皮过长导致反复发炎的方法如下。

（1）保持清洁：每天用温水和肥皂清洗包皮和龟头，清除包皮垢。避免使用香皂等刺激性物质，以减少刺激和疼痛。

（2）外用药物：可以在医生指导下使用抗菌药膏或抗真菌药膏，如红霉素、硝酸咪康唑等，涂抹在发炎的部位，有助于缓解炎症。

（3）定期检查：如果反复发生炎症，建议定期到医院进行检查，以便及时发现潜在的问题。

（4）手术治疗：对于包茎及包皮过长导致反复发炎的情况，手术治疗是一个较好的选择，可以有效减少炎症复发的机会。

33. 什么是阴茎纤维性海绵体炎，这病是怎么得的

阴茎纤维性海绵体炎又称阴茎硬结症，是一种局部结缔组织病。本病特点是在阴茎海绵体白膜内和勃起组织中形成纤维斑块。这些斑块含有较多的胶原纤维和增生的弹性纤维组织，导致阴茎不同程度地弯曲和缩窄，造成阴茎疼痛及勃起功能障碍。该病由法国 De La Peyronie 在 1743 年首次描述，但真正的病因迄今尚未明确。本病好发

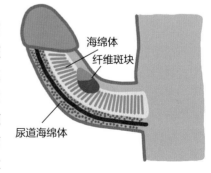

海绵体
纤维斑块
尿道海绵体

于中年及老年人群。目前认为,阴茎海绵体炎是创伤愈合过程的局部畸变。有多种因素参与了这种疾病的发生与发展,可能与掌腱膜挛缩症、鼓室硬化、创伤、经尿道手术、糖尿病、痛风、Paget 病,甚至与 β 受体阻滞剂使用有关。阴茎创伤也可能是一个致病因素。

34. 阴茎纤维性海绵体炎的典型症状有哪些

部分阴茎纤维性海绵体炎患者主要表现为阴茎痛性勃起、阴茎畸形弯曲、阴茎勃起缩短和阴茎斑块或硬结形成。

阴茎纤维性海绵体炎常分为两个阶段。第一阶段为活动期,这一阶段患者主要为一些炎症表现、勃起疼痛和阴茎弯曲畸形;部分患者在活动期没有疼痛表现,仅表现为阴茎弯曲,约占 1/3。第二阶段为静止期,发生于急性期后 12～18 个月,在炎症消退的同时患者阴茎勃起疼痛逐渐消失,阴茎弯曲畸形趋于稳定,病理学表现为成熟稳定的瘢痕。在疾病的炎症阶段患者常会感觉到持续性疼痛,虽然这种疼痛并不明显,但往往会影响到性功能。

35. 如何预防和治疗阴茎纤维性海绵体炎

(1)非手术治疗:口服药物(如维生素 E、对氨基苯甲酸、他莫昔芬、秋水仙碱、左旋肉碱、磷酸二酯酶抑制剂)治疗、局部注射治疗、负压吸引装置治疗、体外冲击波治疗等。

(2)手术治疗:阴茎严重弯曲或短缩、痛性勃起、影响性生活的患者,应手术治疗。手术不是单纯切除钙化斑块,还应该在缺损部填补真皮或静脉壁、涤纶片等,使阴茎变直。对于严重阴茎弯曲或有收缩畸形,通过将阴茎缩短侧的斑块切除或切开,并对缺损处进行修补,从而矫直阴茎。

36. 什么是睾丸炎

睾丸炎通常由细菌或病毒引起。睾丸拥有丰富的血液和淋巴液供应,因此对于细菌感染有一定的免疫力。细菌性睾丸炎通常是由邻近的附睾炎症引发的,因此也称为附睾 - 睾丸炎。常见的病原菌包括葡萄球菌、链球菌和大肠埃希菌等。病毒也可以直接感染睾丸,最

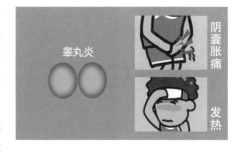

常见的病毒是流行性腮腺炎病毒,在患有流行性腮腺炎后不久,可能会出现病

毒性睾丸炎的症状。

睾丸炎的临床表现包括高热、畏寒、睾丸肿胀疼痛，并有阴囊、大腿根部以及腹股沟区域放射痛。若出现化脓，可触有波动感。

急性睾丸炎的治疗通常需要针对常见的致病菌使用抗菌药物，如头孢菌素或大环内酯类药物。腮腺炎病毒可导致急性腮腺炎性睾丸炎，需行抗病毒及综合治疗。对于慢性睾丸炎，治疗可能需要更长时间，包括长期的抗菌药物和镇痛药物治疗。

37. 急性睾丸炎的病因有哪些

急性睾丸炎可由细菌或病毒感染引起，有时病因难以确定。细菌性睾丸炎通常与附睾炎相关，可能由尿道或膀胱感染传播到附睾，可由性传播引发，也可能与尿路畸形或医疗器械有关。病毒性睾丸炎通常由流行性腮腺炎病毒引起，青春期后感染该病毒的男性中，近 1/3 可能在腮腺炎发病后的 4～7 天后患上睾丸炎。在睾丸炎急性期，睾丸可充血、肿大、张力增高。

38. 急性睾丸炎的典型临床表现有哪些

急性睾丸炎的典型临床表现包括发病急，患侧睾丸肿胀、疼痛、质地变硬，还常伴有阴囊皮肤红肿。疼痛向同侧腹股沟、下腹部放射，可伴有寒战、高热及胃肠道症状，如恶心、呕吐、腹痛等。在上述症状出现之前，少年或壮年男性患者可能会出现腮腺炎症状；老年男性常会出现尿路炎症症状；性活跃期男性会出现性传播疾病症状。发病通常是单侧的，但有时也会是双侧，特别是病毒感染时。病毒性睾丸炎单侧受累约占 2/3，双侧同时受累占 1/5～1/3，其临床表现与细菌性睾丸炎相似，但多伴有腮腺炎的症状。早期可表现为一般流行性感冒样症状。症状一般在 1 周内缓解，睾丸质地改变和局部不适可持续 1 个月。

如果同时合并附睾炎，附睾、睾丸二者界限不清，附睾变硬，输精管增粗。形成睾丸脓肿时，可扪及波动感。

39. 如何治疗急性睾丸炎

（1）一般处理：卧床休息，托高患侧阴囊，局部冷敷有助于缓解症状和避免炎症扩散。阴囊皮肤红肿者可用 50% 硫酸镁溶液湿敷。长期留置导尿管而引起睾丸炎者应尽早拔除导尿管或改为膀胱造瘘。前列腺摘除术时结扎双侧输精管可预防睾丸炎的发生。

（2）抗菌药物治疗：可供选择的药物有一代头孢菌素类如头孢拉定等，以及喹诺酮类药物；若症状严重，可选择三代头孢菌素如头孢曲松，也可应用广谱青霉素。用药时间不少于1～2周，同时警惕可能存在的睾丸缺血。腮腺炎性睾丸炎应用抗菌药物治疗无效，但可预防继发细菌感染，应用丙种球蛋白、腮腺炎患者康复期血清等可缓解症状。

（3）对症治疗：解热镇痛药、类固醇治疗能缩短病毒性睾丸炎疼痛时间；剧烈的睾丸胀痛可使用长效麻醉药行患侧精索封闭。

（4）手术治疗：除非怀疑睾丸扭转，一般不采用手术治疗。但在睾丸形成脓肿后，抗菌药物治疗难以奏效，应考虑手术治疗。

40. 慢性睾丸炎的病因有哪些

慢性睾丸炎多由非特异性急性睾丸炎治疗不彻底所致，也可因霉菌、螺旋体、寄生虫感染造成，如睾丸梅毒。既往有睾丸外伤者可发生肉芽肿性睾丸炎。睾丸局部或全身放射性同位素照射，也可引起睾丸炎症。

慢性睾丸炎在病理上表现为睾丸肿大或硬化萎缩，生精小管的基底膜呈玻璃样变及退行性变，生精上皮细胞消失。生精小管周围可能有硬化，也可形成小的增生灶。

41. 慢性睾丸炎的典型临床表现有哪些

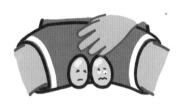

睾丸弥漫性增大，质硬，有轻度触痛。部分患者睾丸萎缩，仅能扪及相对增大的附睾。由附睾炎症波及睾丸者，两者界限不清。

42. 如何治疗慢性睾丸炎

（1）一般治疗：镇痛剂、局部理疗、热敷、精索封闭和神经阻滞。

（2）抗菌药物治疗：一般可选用广谱抗菌药物如氨基糖苷类和氨苄西林类；如无效，应及时调整用药。可供选择的药物有一代头孢菌素类如头孢拉定等，以及喹诺酮类药物；若症状严重可选择三代头孢菌素如头孢曲松，也可应用广谱青霉素。

（3）手术治疗：对于其他治疗均不能控制疼痛并且睾丸萎缩者，可做睾丸切除，并将切除睾丸送病理学检查。有些病例甚至通过手术治疗也无法减轻疼痛。

43. 附睾炎的常见病因是什么

附睾炎是男性生殖系统非特异性感染中的常见疾病，多见于中青年，常与睾丸炎同时存在，称为附睾 - 睾丸炎。病因与睾丸炎类似，细菌或病毒通过精路逆行感染、淋巴蔓延或血行感染等方式引起附睾部位的炎症。在婴儿和儿童，附睾炎常与尿路炎症和 / 或潜在的泌尿生殖系统先

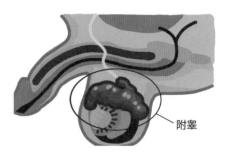

附睾

天性异常有关。而在老年男性，良性前列腺增生和伴发的尿潴留、尿路感染以及留置导尿管是其最常见的原因。

44. 附睾炎的典型临床表现有哪些

附睾炎的临床表现与睾丸炎十分相似。体格检查可发现局限性附睾触痛，精索常敏感且肿胀，在病程的早期，只有附睾尾部感染，随着炎症迅速扩散至附睾的其他部位甚至继续扩散到睾丸，体格检查时肿胀的附睾将很难与睾丸区分开。

45. 如何治疗附睾炎

对于急性附睾炎，处理方式同急性睾丸炎。对于慢性附睾炎，推荐采用 14 天疗程的抗菌药物治疗，需要在第 4 周进行临床评价，还要随访 3 个月。可以采用镇痛药、中药、阴囊托高和神经阻滞等对症疗法。对于药物治疗无效的患者，采用手术切除附睾。

46. 附睾炎反复发作怎么办

（1）及时就医：在专业医生的指导下进行治疗。医生会根据病情，进行相关检查，如血液检查、尿液检查、精液分析等，以确定附睾炎的类型和程度。

（2）抗菌药物治疗：针对细菌性附睾炎，医生通常会开抗菌药物处方，请务必按照医生的建议，按时服药，完成整个疗程。

（3）对症治疗：对于疼痛症状，医生可能会开处方止痛药，以缓解疼痛。局部冷敷也有助于减轻疼痛和肿胀。

（4）生活习惯调整：保持良好的生活习惯，有助于缓解附睾炎症状和预防病情恶化。建议避免过度劳累，保持局部清洁，避免久坐，并穿着宽松透气的

内裤。

（5）饮食调整：保持饮食均衡，多吃新鲜蔬果，避免辛辣、油腻等刺激性食物。同时，保持充足的水分摄入。

（6）定期复查：在治疗附睾炎期间，应定期复诊，以评估病情和治疗效果。如果症状持续或加重，应及时告知医生。

（7）预防措施：为预防附睾炎反复发作，应避免不洁性行为，注意外生殖器卫生，并积极治疗伴有的其他生殖系统疾病，如前列腺炎、睾丸炎等。

47. 阴囊突然疼痛一定是附睾炎导致的吗

阴囊突然疼痛的可能原因有多种，附睾炎是其中之一。附睾炎是一种男性生殖系统炎性疾病，主要表现为附睾肿胀、疼痛。其他可能的原因还有：①睾丸扭转，是指睾丸在阴囊内发生旋转，导致血流受阻，引起疼痛和肿胀。这种情况需要立即就医，否则可能导致睾丸坏死。②睾丸炎，是睾丸发生的炎症，可能由细菌感染、病毒感染或其他原因引起。症状包括阴囊肿胀、疼痛和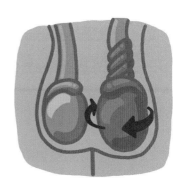发热。③精索静脉曲张，是指精索静脉扩张、弯曲，可能导致阴囊肿胀、疼痛和不适。④阴囊疝，是指腹腔内的脏器通过腹股沟的缺陷突出到阴囊，可能导致阴囊疼痛和肿胀。⑤阴囊皮炎，是一种皮肤病，可能导致阴囊部位红肿、瘙痒和疼痛。⑥尿道炎、前列腺炎等泌尿系统感染，也可能导致阴囊部位疼痛。

阴囊突然疼痛的原因还有很多，这里仅列举了部分常见原因。如果突然出现阴囊疼痛，建议尽快就医，由专业医生进行检查和诊断，以便得到针对性的治疗。

48. 有哪些生活习惯可能会导致前列腺炎、附睾炎等泌尿生殖系统炎症

一些不良的生活习惯可能会导致前列腺炎和附睾炎的发生。

（1）不良的卫生习惯：不注意个人卫生，尤其是不注意生殖器部位的清洁，容易导致细菌滋生，从而引发泌尿生殖系统炎症。

（2）久坐不动：长时间久坐不动，会导致会阴部血液循环不畅，使前列腺充血，从而引发前列腺炎。

（3）饮食不规律：暴饮暴食、偏食等不良饮食习惯会导致身体抵抗力下降，

容易感染细菌,引发泌尿生殖系统炎症。

(4)性生活不规律:过度频繁的性生活或长期禁欲,都可能导致前列腺充血,从而引发前列腺炎。

(5)过度手淫:会导致前列腺充血,长期下去可能会引发前列腺炎。

(6)工作压力大:长期处于高压状态,会导致身体抵抗力下降,容易感染细菌,引发泌尿生殖系统炎症。

建议大家养成良好的生活习惯,注意个人卫生,保持规律的饮食和性生活,避免过度手淫,尽量减少久坐时间,保持良好的心态,定期进行身体检查。如发现有症状,应及时就医。

49. 什么是输精管炎,如何治疗

输精管炎是指输精管的感染性疾病,好发于青少年,可单发,可双侧同时受累。输精管炎可以是一般普通细菌的非特异性感染,也可以是特异性病原体感染,如结核分枝杆菌、淋病双球菌感染等。输精管炎分为急性输精管炎和慢性输精管炎。

临床表现包括患侧阴囊坠胀疼痛或红肿,疼痛放射至腹部、大腿根部。输精管损伤或施行输精管结扎术后的输精管炎性结节,通常以结节为中心向两端发展,输精管增粗或粘连,结节可为痛性结节或无症状性结节。

治疗方面急性炎症期应卧床休息,托高阴囊。根据细菌种类,给予抗菌药物。胀痛明显者,可做精索封闭,口服止痛剂。慢性炎症期可做理疗。如为输精管结扎术后顽固性炎性痛性结节,可考虑手术切除。建议发生此种情况时,应及时到正规医院就诊,在医生指导下个体化治疗。

50. 什么是精索炎,如何治疗

精索炎主要是输精管或精索内其他组织(包括血管、淋巴管或结缔组织)的感染通常继发于前列腺炎、精囊炎及附睾炎外伤、输精管结扎时无菌操作不严格或手术创伤本身也可诱发。原有潜在的泌尿生殖系统慢性炎症,可沿输精管、淋巴管或感染直接侵及精索引起精索炎,严重时可形成脓肿。急性炎症期应卧床休息,托高阴囊。根据细菌种类,给予抗菌药物。胀痛明显者,可做精索封闭,口服止痛剂。慢性炎症期可做理疗。若形成脓肿,应尽早切开引流。建议发生此种情况时者及时到正规医院就诊,在医生指导下进行个体化治疗。

51. 什么是血精，其常见原因有哪些

血精是男科临床常见症状之一，即精液带血，可为肉眼所见，也可为精液检查时镜下发现。可伴有射精痛、性功能障碍、生殖器疼痛不适、膀胱刺激征等。可能引起血精相关的疾病较多，其诊断及治疗有较多不确定因素。一部分患者久治不愈。近年来，血精的发生率有增高的趋势，其诊治日益受到重视。

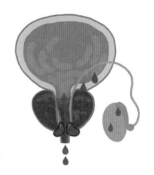

男性生殖系统和下泌尿系统的病理改变可能导致血精，这种情况可能是持续的或偶发的。感染和炎症是最常见的病因，包括精囊炎和前列腺炎。导管梗阻和囊肿也可导致血精，其机制可能与梗阻或囊肿壁内的血管破裂有关。前列腺和精囊的恶性肿瘤，也是导致血精的原因之一，尽管它在男性中相对较少见。血管异常，包括血管瘤、动静脉瘘和其他血管畸形，也可能引起血精。一些全身性因素，如高血压和出血性疾病，也可与血精有关。此外，医源性因素，如前列腺活检、放疗、高强聚焦超声疗法、药物注射、输尿管支架管移位、尿道异物以及生殖器、骨盆和尿道损伤，都可能导致血精。某些药物，如阿司匹林、华法林等抗血栓药物的使用，也可能引起血精。

52. 血精一定是精囊炎导致的吗，如何治疗

血精并不一定都是由精囊炎导致的。血精的病因较多，包括精囊炎、前列腺炎、尿道炎、附睾炎、睾丸炎等生殖系统感染；精囊、前列腺、睾丸等生殖器官的良性或恶性肿瘤；精道梗阻、外伤，以及一些全身性引起凝血障碍的疾病等。因此，出现血精症状时，应及时就医，明确病因后进行针对性治疗。

针对精囊炎导致的血精，治疗方法如下。

（1）抗菌药物治疗：根据细菌培养和药敏试验结果，选用敏感抗菌药物进行治疗，如头孢类、喹诺酮类等。须按照医生的建议，按时、按量服药，完成整个疗程。

（2）消炎、止痛：对于疼痛明显的患者，可以采用吲哚美辛、布洛芬等缓解疼痛。

（3）热水坐浴：每天进行热水坐浴，有助于缓解会阴部疼痛，改善局部血液循环。

（4）健康的生活方式：保持良好的生活习惯，如规律作息、充足睡眠、合理

饮食、适量运动等，增强体质。

（5）定期复查：治疗期间应定期到正规医院复查，观察病情变化，及时调整治疗方案。

需要注意的是，治疗血精首先要明确病因，精囊炎只是其中一种可能性。

53. 哪些疾病可能会引起血精

（1）前列腺炎：前列腺炎症可能导致血液渗入精液中，从而导致血精的出现。

（2）尿道感染：尿道炎症可能会引发尿道和精囊等结构的炎症，进而导致血液渗入精液，出现血精。

（3）精囊炎：精囊感染和炎症，可能导致血液渗入精液中，引起血精。

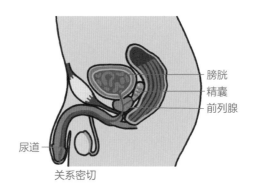

膀胱
精囊
前列腺
尿道
关系密切

54. 什么是性传播感染，如何预防

性传播感染是通过性行为传播的感染，可能影响男性生殖系统。常见的情况包括淋病、梅毒、艾滋病、生殖器疱疹、尖锐湿疣、非淋菌性尿道炎等。这些感染可以由细菌、病毒或其他微生物引起。症状可因感染类型而异，但通常包括尿道分泌物增多、尿频、尿急、疼痛和发热等。

性传播感染的预防方法包括避免不安全性行为，正确使用安全套，定期检查和筛查以及在高危性行为后及时检测并进行干预等。如果感染发生，应及时诊断和治疗。

55. 什么是梅毒

梅毒是由梅毒螺旋体引起的慢性、系统性性传播疾病，主要通过性途径传播。其特点是皮肤、黏膜、神经系统、内脏器官、肌肉骨骼系统发生病变，临床表现多样。梅毒还可引起胎儿宫内感染，易引起流产、早产或死胎。

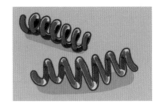

梅毒的临床表现包括：硬下疳、腹股沟或皮损附近淋巴结肿大（一期梅毒）；皮肤黏膜损害、梅毒性骨关节、眼、内脏及神经系统损害（二期梅毒）；结节性梅毒疹、骨梅毒和其他内脏梅毒、心血管梅毒（晚期梅毒）；各种神经系统症状（神经梅毒）。梅毒的治疗强调早期、足量、规范疗程，药物治疗通常以苄星青霉素为主。

56. 什么是淋病

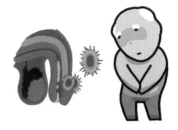

淋病是由革兰氏阴性淋病奈瑟球菌（简称淋球菌）引起的一种性传播疾病。男性最常见的临床表现是排尿疼痛、阴茎顶端有脓液状分泌物，甚而在晨起时黏封尿道口出现"糊口"现象；局部并发症主要为附睾炎。治疗应遵循及时、足量、规范用药的原则，无并发症淋病通常采用头孢菌素类抗菌药物，对于并发其他疾病的淋病则需要联合其他药物治疗。

57. 什么是非淋菌性尿道炎

非淋菌性尿道炎是相对于淋菌性尿道炎而言的，由淋病奈瑟球菌以外的其他病原体感染引起的性传播疾病。主要病原体为支原体和衣原体；其他病原体包括病毒、滴虫、念珠菌等。男性患者可以表现出与淋病类似的尿道炎，但程度较轻。常见症状包括尿道刺痒、刺痛或烧灼感，少数有尿频、尿痛，尿道分泌物多呈浆液性。非淋菌性尿道炎在治疗上应遵循及时、足量、规范用药的原则，注意多重病原体的感染。根据不同病情以及药敏试验结果选用药物，包括四环素类、大环内酯类及喹诺酮类抗菌药物。

58. 什么是支原体感染

支原体是一种介于细菌和病毒之间的最小原核细胞型微生物，目前共发现16种支原体可从人体内分离出来，其中7种对人体有致病性。与泌尿生殖道感染相关的包括解脲支原体、人型支原体、生殖支原体。支原体泌尿系感染以尿道炎最为多见，男性排尿时可能会出现烧灼感，有时伴有分泌物。在治疗上，支原体没有细胞壁，作用于细胞壁的抗菌药物（β内酰胺类、糖肽类）对其无效。临床常用的治疗药物包括大环内酯类抗菌药物（如罗红霉素、阿奇霉素）、喹诺酮类抗菌药物（如盐酸环丙沙星、左氧氟沙星等）、四环素类抗菌药物（如盐酸多西环素等），可在治疗前进行病原体培养及药敏试验以选择敏感药物。

59. 什么是生殖道沙眼衣原体感染

沙眼衣原体是一类严格的细胞内寄生的原核细胞型微生物，可累及眼、生殖道和其他脏器，也可导致垂直传播。生殖道沙眼衣原体感染为常见的性传播疾病，其临床症状轻微，过程常隐匿、迁延。沙眼衣原体感染可导致沙眼、包涵体性结膜炎、尿道炎、性病淋巴肉芽肿等疾病，男性感染者 50% 以上无症状。治疗上多采用阿奇霉素或红霉素等抗菌药物治疗。

60. 什么是生殖器疱疹

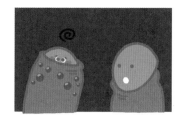

生殖器疱疹是主要由单纯疱疹病毒（herpes simplex virus，HSV）引起的一种性传播疾病。生殖器疱疹可反复发作，对患者的身心健康影响较大。生殖器疱疹的典型症状是生殖器区域出现成群小水疱，常有刺痒、烧灼感。病程初期一般先是出现红色丘疹，之后转变为小水疱，水疱化脓、破溃，形成疼痛性溃疡，最后结痂愈合。其治疗主要是使用抗病毒药物，如阿昔洛韦（acyclovir，ACV）、更昔洛韦（ganciclovir，GCV）、伐昔洛韦（valacyclovir，VCV）等。然而对于 HSV 感染的复发问题，尚无有效办法。

61. 什么是软下疳

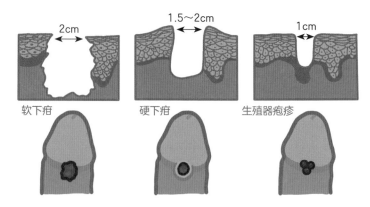

软下疳是由杜克雷嗜血杆菌引起的一种溃疡性性传播疾病，主要流行于热带及亚热带地区。临床表现为生殖器部位出现一个或多个溃疡，疼痛明显，可有局部炎症和化脓，常伴腹股沟淋巴结肿大化脓性病变。而梅毒引起的硬下疳溃疡质地较硬，不化脓，易与软下疳相鉴别。治疗上应遵循及时、足量、规则用药的原则，可采用阿奇霉素、头孢曲松或红霉素等抗菌药物治疗。

62. 什么是尖锐湿疣

尖锐湿疣（condyloma acumina-tum，CA），也称肛门生殖器疣，是由人乳头状瘤病毒（human papilloma virus，HPV）感染引起的性传播疾病。男性好发于生殖器和肛门周围

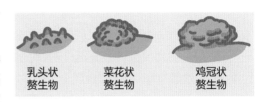

乳头状　　　菜花状　　　鸡冠状
赘生物　　　赘生物　　　赘生物

等部位。皮损初期表现为局部细小丘疹，针头至粟粒大小，逐渐增大或增多，向周围扩散、蔓延，后期可发展为乳头状、菜花状、鸡冠状或团块状赘生物。治疗上以去除疣体为目的，手段包括局部外用药物治疗、冷冻疗法、激光疗法、5-氨基酮戊酸光动力疗法（5-aminolevulinic acid photodynamic therapy，ALA-PDT）、手术治疗等。目前尚无有效的针对HPV的抗病毒药，难以根除HPV感染，所有的疗法均有复发可能。

63. 生殖器部位的损害都是由性病引起的吗

生殖器部位的皮肤黏膜损害并非均由性病所引起，一些皮肤病，如固定性药疹、外阴湿疹、白塞综合征、白癜风、鳞状细胞癌等，也会导致生殖器部位的损害。

64. 男性生殖道感染会导致不育吗

男方因素所致的不育称为男性不育症。生殖道感染可损害男性的生殖功能，约15%的男性不育由感染引起。生殖道感染对男性生育能力的影响是多方面的：病原体感染可直接损害精子的生成、活力和运输，从而导致少精症；生殖道感染还可导致输精管道梗阻甚至睾丸萎缩而造成无精症。同时，患有生殖道感染的男性还可能将疾病传染给性伴侣致使女性不育症的发生。

65. 如何预防男性生殖道感染，提前服药可以预防性传播疾病吗

男性平时可以通过加强锻炼，保持个人卫生，避免频繁、不洁的性生活，使用避孕套以及定期检查来预防生殖道的感染。

由于缺乏针对性传播感染的有效疫苗，坚持使用避孕套仍然是此类疾病预防的基石。

有研究显示，多西环素对性传播疾病（淋病，衣原体或梅毒）的暴露后预防

具有保护作用。同时，接种 HPV 疫苗对男性亦可产生有效的保护。HPV 疫苗可预防男性的 HPV 感染从而降低尖锐湿疣、阴茎癌等相关疾病的发生。

66. 男性生殖系统感染能够自愈吗

对于男性生殖系统的感染，需要针对病因及时治疗，患者自愈的可能性较低。常见的男性生殖系统感染性疾病包括前列腺炎、附睾炎、包皮龟头炎、睾丸炎等。放任不管，很可能会加重或者蔓延，应及时就诊治疗。此外，性传播疾病，如淋病、尖锐湿疣、生殖器疱疹、梅毒等也属于生殖系统感染的类型，这类疾病一旦感染几乎不可能自愈，并且传染性非常强，确诊后需要根据病原体选择适合的药物进行治疗。

67. 阴茎头流脓通常是由什么原因导致的

临床表现为阴茎头部位流出脓性分泌物，可伴有或不伴有尿道异常分泌物。当伴有尿道分泌物时，多是因淋病与非淋病性尿道炎引起的；若不伴有尿道分泌物，多与包皮阴茎头炎、包茎、鳞状细胞癌相关。不洁性交以及包皮阴茎头清洁不够等不良生活习惯也可引起本病。应及时就医治疗。

68. 没有性生活会感染性病吗

没有性生活也可能会得性病。性病的传播途径除了常见的性传播，还有血液传播、间接接触传播等。如果由于某种原因，输入了性病患者的血液，可能导致被感染。此外，与性病患者共用生活用品或其他物品时，如牙刷、刮脸刀、马桶等，有可能会接触到对方的体液和血液，也可能导致感染。如果怀疑有上述情况，应尽快就医进行甄别和处理。

69. 什么情况下男性需要查人乳头状瘤病毒

男性和女性都可能会感染人乳头状瘤病毒（HPV）。存在下述情况的人需要进行相关检查。

（1）出现与 HPV 感染相关的症状，如生殖器尖锐湿疣、生殖器溃疡或不明原因的生殖器疼痛。

（2）性伴侣被诊断患有 HPV 相关疾病。

（3）有过多个性伴侣。

（4）如果男性感染了高危型 HPV，可以通过性行为将 HPV 传染给性伴侣，因此建议在与性伴侣发生性行为之前完善 HPV 检查。

（5）既往有 HPV 感染史者需要定期复查 HPV。

第四章

女性生殖系统常见感染

1. 什么是非特异性外阴炎

非特异性外阴炎是因外阴不洁或异物刺激所致的外阴皮肤或黏膜的非特异性炎症。常见原因有经期卫生巾更换不及时、连续穿着紧身化纤内裤、糖尿病患者糖尿的刺激等。主要表现为外阴皮肤黏膜有瘙痒、疼痛或者烧灼感，在活动、性交、排尿等情况下可能会加重。出现上述症状者应及时就医，让专业的医生进行诊断，不要自我诊断和用药，因为不同阴道炎、外阴炎的治疗药物并不相同。此外，应停止搔抓，因为搔抓并不能缓解非特异性外阴炎的瘙痒，反而可能导致皮肤、黏膜溃烂，加重病情。

非特异性外阴炎的治疗原则是消除病因，保持外阴局部清洁、干燥。尤其是要在大小便后及时清洁外阴。如果来不及或条件不允许就医，可以先尝试坐浴（0.1% 聚维酮碘或 1∶5 000 高锰酸钾坐浴，每天 2 次，每次 15～30 分钟）。如果坐浴没有任何效果甚至病情加重，建议尽快就医。

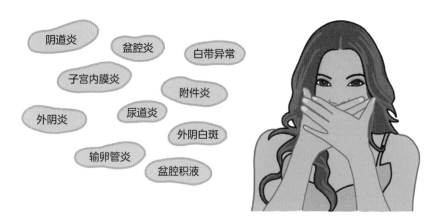

2. 滴虫性阴道炎是性传播疾病吗，该如何治疗

滴虫性阴道炎是阴道毛滴虫引起的常见的阴道炎症，也是一种常见的性传播疾病。滴虫是一种极微小、有鞭毛的原虫生物，可以寄生在男性的包皮褶皱、尿道或前列腺中。男性感染滴虫后常无症状，因此容易成为感染源。阴道毛滴虫对外界抵抗力强，在自然干燥环境中能存活 6 小时，黏附在马桶坐垫上可存活 30 分钟，在潮湿的毛巾上可存活 5 小时。因此，它也可以经公共浴池、浴盆、浴巾、游泳池、坐便器、衣物等进行传播。

滴虫性阴道炎的主要症状是阴道分泌物增多以及外阴瘙痒、灼热、疼痛或性交痛等。分泌物的特点为稀薄脓性、泡沫状，伴有异味。当合并尿道感染的时候,患者会出现尿频、尿急,有时候甚至会有血尿。当然滴虫感染有时也比较隐匿,诊断需要借助阴道分泌物检测才能明确。

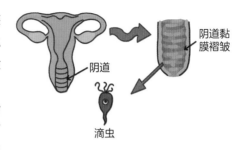

本病的治疗需全身用药。初次治疗首选甲硝唑,可以 2g 单次口服,也可以 400mg/ 次每天 2 次,连服 7 天。患者的性伴侣应同时进行治疗,在治愈前要避免无保护性行为。

3. 外阴瘙痒,白带呈豆渣样,可能是什么病引起的

明显甚至严重的外阴阴道瘙痒,夜间加重;阴道分泌物呈现白色稠厚,凝乳状或豆腐渣样的外观,这是外阴阴道假丝酵母菌病的典型症状。

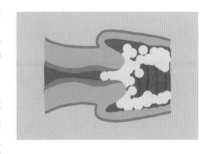

外阴阴道假丝酵母菌病既往也称为念珠菌性阴道炎,是由假丝酵母菌引起的常见的外阴阴道炎症。假丝酵母菌是一种机会致病菌。简单来说,它可以正常寄生在人体阴道中,当满足一定条件的时候——阴道微环境遭到破坏,它就会致病。除了阴道以外,假丝酵母菌还可以寄生在口腔和肠道。这 3 个部位的假丝酵母菌可以互相传染,也可以通过性交直接传染。少部分患者通过接触感染的衣物也会间接感染。

治疗需要使用抗真菌药物,首选克霉唑局部用药,对于没有过性生活的女性朋友或不适合局部用药的患者,可以考虑全身用药,首选氟康唑。

需要注意的是,此病容易复发,一些重度的以及反复发作的外阴阴道假丝酵母菌病,需要延长治疗时间,因此,一定要寻求医生的专业帮助,不要自行盲目用药以及随意停药。

4. 出现外阴瘙痒,白带多、稀薄、有臭味,可能是哪一种阴道炎,该如何治疗

以上症状,如果阴道分泌物检测提示细菌阳性,则考虑是细菌性阴道病。细菌性阴道病是阴道内正常菌群失调所致的、以带有鱼腥臭味的稀薄阴道分泌物增多为主要表现的混合感染。

女性的阴道有自己的菌群,菌群的稳定是阴道健康的根本。正常的阴道菌

群以乳杆菌占优势,乳杆菌能够帮助阴道微环境维持正常的 pH。如果阴道内乳杆菌减少,会造成阴道 pH 升高,微生态失衡,其他微生物,如加德纳菌以及其他厌氧菌大量繁殖,从而发生混合感染,导致细菌性阴道病的发生。而这些厌氧菌的混合感染就会导致鱼腥臭味的出现。

针对这种情况的治疗其实也不难,因为混合感染多为厌氧菌,所以临床上一般选择甲硝唑、替硝唑或克林霉素。

需要注意的是,就是所有阴道炎患者在用药结束 3 天后应返诊复查,并且在治愈前不要同房。

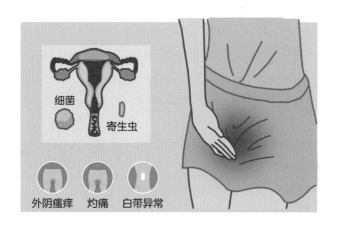

5. 绝经很多年,也很少有性生活,怎么还会得阴道炎

绝经后常见萎缩性阴道炎,又称为老年性阴道炎。这和年轻人因为感染真菌、细菌、滴虫等导致的阴道炎不同,是由于绝经后雌激素水平下降,阴道上皮细胞得不到雌激素的滋养,发生萎缩导致的。这种萎缩几乎不可逆,细胞萎缩意味着其代谢和合成能力下降,自我修复和更新的能力下降。这个时候,阴道上皮逐渐失去弹性,日益脆弱,阴道菌群也无法继续维持平衡,正常菌群会慢慢消失。萎缩且脆弱的阴道失去保护,很容易受到外界病原体的侵袭和感染。

萎缩性阴道炎的常见临床症状为持续性外阴及阴道瘙痒、肿痛、烧灼感、出血、同房困难、白带异常及异味等。

治疗一般从两个方面着手。①补充雌激素:全身用药或者局部用药。局部常用雌三醇乳膏,全身用药就是口服雌激素了(前提是没有雌激素使用的禁忌证)。②抗感染治疗:常规方案就是清洗(酸性)+ 用药,再配合雌激素治疗。当然,市面上也有专门针对老年性阴道炎的药物,直接将抗菌药物和雌激素混合在一起，方便中老年患者使用。

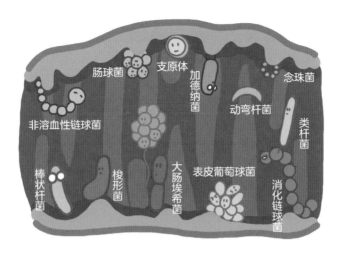

6. 有人说急性子宫颈炎就是淋病，是这样吗，该如何治疗

首先急性子宫颈炎不等同于淋病，但是女性患者感染淋病奈瑟球菌常常最先引起子宫颈炎。急性子宫颈炎是指子宫颈发生的急性炎症，包括局部的充血、水肿，上皮变性、坏死，黏膜、黏膜下组织、腺体周围见大量中性粒细胞浸润，可能伴有脓性分泌物。因此，临床上主要表现为阴道分泌物增多、呈现黏液脓性，阴道分泌物还会刺激外阴导致外阴瘙痒以及灼热感。此外，可能还会出现经间期出血、同房后出血等症状。如果合并尿路感染，会有尿频、尿急、尿痛。

常见的导致急性子宫颈炎的病原体主要有两类：一类是性传播疾病的病原体，如淋病奈瑟球菌及沙眼衣原体；另一类是内源性病原体，如细菌性阴道病病原体、解脲支原体感染等。

治疗上，应该针对不同病原体进行相应的抗感染治疗。例如，单纯急性淋病奈瑟球菌感染的常用治疗药物为头孢菌素类；沙眼衣原体感染的常用治疗药物包括四环素类（多西环素）、大环内酯类（阿奇霉素）、喹诺酮类（氧氟沙星）；如果考虑合并有细菌感染，可能还需要加用甲硝唑同时治疗细菌性阴道病。注意，如果病原体是沙眼衣原体或者淋病奈瑟球菌，性伴侣应该进行相应的检查及治疗。

7. 慢性子宫颈炎是怎么回事

慢性子宫颈炎是指子宫颈间质内有大量淋巴细胞、浆细胞等慢性炎细胞浸润,可伴有子宫颈腺上皮及间质的增生和鳞状上皮化生,简单来说就是宫颈的慢性炎症。慢性子宫颈炎可以是急性子宫颈炎迁延而来,也可以是病原体持续感染所致,其感染的病原体与急性子宫颈炎相似。

慢性子宫颈炎多数是没有症状的,少数患者可以表现为持续地反复发作的阴道分泌物增多、淡黄色或脓性,同房后出血、经间期出血,偶有外阴瘙痒或不适。此外,还可以表现为宫颈肥大或宫颈息肉。

慢性子宫颈炎感染的病原体与急性子宫颈炎相似,因此用药方面与急性子宫颈炎基本相同。在治疗前,需要常规对宫颈分泌物进行检测,了解有无特殊病原菌的感染,从而对症治疗;还应进行宫颈癌及癌前病变的常规筛查。

除了药物治疗,如果合并有慢性子宫颈黏膜炎、宫颈息肉等情况,还可以通过阴道镜、宫腔镜进行手术物理治疗。

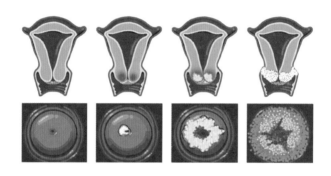

8. 前庭大腺脓肿是什么病,该如何治疗

前庭大腺脓肿其实就是严重的前庭大腺炎症,主要是因为前庭大腺被病原体入侵,发生急性炎症,前庭大腺的腺管开口堵塞,导致前庭大腺积脓。前庭大腺脓肿多为混合性感染,最常见的病原体包括葡萄球菌、大肠埃希菌、链球菌、肠球菌等。

前庭大腺炎往往起病急,多为单侧,一开始是局部的肿胀、疼痛、灼热感,检查的时候可以看到局部皮肤红肿,压痛明显。当感染进一步加重,发展为脓肿的时候,脓肿会快速增大,直径可以达到 3～6cm,伴有剧痛,导致行走困难,有的还可能伴有发热。

治疗方面,当急性炎症发作的时候,需要保持局部的清洁卫生,可以使用喹诺酮或头孢菌素与甲硝唑联合抗感染治疗,同时采取局部的坐浴(例如聚维酮碘、高锰酸钾)。而当脓肿形成的时候,需要采取手术的方式来解决问题。手术的时间取决于脓肿的成熟程度。只有当脓肿成熟、局部有明显波动感的时候,才能通过手术的方式切开引流。术后辅助抗菌药物抗感染治疗以及局部换药引流外加坐浴,才能治愈。

9. 男性确诊淋病了,作为性伴侣的女性没有明显症状,需要去医院检查和治疗吗

淋病是由淋病奈瑟球菌感染引起的,主要累及泌尿生殖系统的化脓性感染,潜伏期短,平均 3～5 天。淋病奈瑟球菌主要通过性接触传播,淋病患者是主要传染源;少数情况下也可以通过接触含有淋病奈瑟球菌的分泌物或者被污染的器具而传播。淋病奈瑟球菌离开人体后不易生存,一般消毒剂易将其杀死,因此成人主要通过性交直接接触感染,极少经间接接触感染。女性较男性更易通过性接触感染。

男性感染淋病奈瑟球菌往往表现为尿频、尿急、尿痛,流出脓性分泌物。而女性感染的时候很多没有明显的临床症状,即使有,症状可能也较轻,因此容易被忽略。女性感染淋病奈瑟球菌最初引起宫颈管黏膜炎、尿道炎、前庭大腺炎,如果没有及时治疗,可能诱发子宫内膜炎、输卵管炎、输卵管积脓,甚至盆腔腹膜炎及播散性淋病等。

淋病的治疗原则是及时、足量、规范应用抗菌药物。目前选用的抗菌药物以第三代头孢菌素及喹诺酮类药物为主,无合并症的淋病推荐大剂量单次给药方案,有合并症的淋病应连续每天给药,保持足够治疗时间。对患者的性伴侣应进行检查及治疗,检查治疗期间严格禁止同房。

10. 尖锐湿疣是什么病,如何治疗

尖锐湿疣是由人乳头状瘤病毒(HPV)感染引起的皮肤黏膜疣状增生性病变为主的性传播疾病。多发生于生殖器、肛门或肛周部位的皮肤和黏膜上。

随着宫颈癌筛查、HPV 疫苗的大力推广,相信大家对 HPV 已经有了不同程度的了解。而尖锐湿疣正是由低危型 HPV 感染导致的一种疾病,导致尖锐湿疣最常见的 HPV 类型就是 HPV6 和 HPV11。尖锐湿疣是一种性传播疾病,但性传播并不是其唯一的传播途径。其他传播途径还有母婴垂直传播、间接接触传播。

女性感染尖锐湿疣最主要的临床表现就是在大小阴唇、尿道口、阴道口、会阴、阴道壁、宫颈以及肛周出现乳头状、鸡冠状、菜花状或团块状的赘生物,可单发也可多发。

尖锐湿疣治疗的主要原则就是尽早祛除疣体,并且尽可能消除疣体周围

亚临床感染以减少或预防复发。很多女性在发现外阴异常赘生物以后会首选到妇科就诊，其实，在治疗尖锐湿疣方面，皮肤科应该作为大家的首选，通过物理治疗方式祛除疣体，之后辅助外用药物以预防复发，往往会有不错的疗效。

11. 生殖器疱疹是什么病，应该如何治疗

生殖器疱疹是由单纯疱疹病毒（HSV）感染而引起的一种疾病，是临床上较为常见的性传播疾病，复发率高，尚无彻底治愈方法，常反复发作。可由HSV-1或HSV-2引起，主要为HSV-2感染所致。症状取决于患者的免疫力及疱疹类型。典型的症状为丘疹性皮损、水疱、溃疡，伴有疼痛，随后结痂自愈。发病前可有全身症状如发热、全身不适、头痛等，几乎所有患者均出现腹股沟淋巴结肿大并有压痛。

抗病毒药物是生殖器疱疹的一线治疗药物，以全身抗病毒药物为主。免疫调节治疗需要在抗病毒的基础上进行。疼痛无法忍受时可酌情使用镇痛药，缓解疼痛。保持外阴局部干燥、清洁，局部可外用生理盐水冲洗患处，外用干扰素软膏等促进溃疡愈合。

12. 生殖道衣原体感染是怎么发生的，如何治疗呢

生殖道衣原体感染是一种以沙眼衣原体为致病菌的泌尿生殖系统感染，主要通过性接触途径传染。其临床特点是无症状或症状轻微，患者不易察觉，病程迁延，常并发上生殖道感染。临床上以宫颈黏膜炎最常

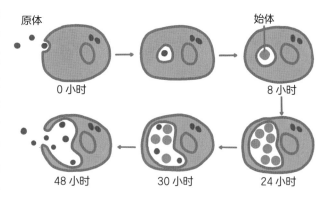

见，主要表现为阴道分泌物增加，呈黏液脓性，性交后出血或经间期出血。如果伴有尿道炎，会出现排尿困难、尿急、尿频。若宫颈黏膜炎未及时诊治，可引起上行感染，如输卵管炎等盆腔炎性疾病。由于输卵管炎症、粘连及瘢痕形成，衣原体感染远期后果可导致不孕或输卵管妊娠。

治疗原则为早期、足量、规范用药，多数预后较好。治疗药物首选多西环素或阿奇霉素。对上述药物过敏或效果不佳时，可选择米诺环素、四环素片、

罗红霉素、克拉霉素等。该疾病具有传染性，在出现症状或确诊前 60 天内的所有性伴侣均应接受检查和治疗。

沙眼衣原体感染对妊娠有影响，尤其是分娩时能经产道感染新生儿。对高危孕产妇应进行沙眼衣原体的筛查，尤其是妊娠晚期，治疗首选阿奇霉素。

13. 人乳头状瘤病毒会引起宫颈癌吗

人乳头状瘤病毒（HPV）是一种嗜上皮组织的无包膜双链环状小 DNA 病毒，由病毒蛋白衣壳和核心单拷贝的病毒基因组 DNA 构成。目前，已经可以鉴定出约 200 种 HPV 型别，并可根据致病潜力分为高危型和低危型。不同的类型所导致的疾病种类各不相同，并不一定会导致宫颈癌。低危型的 HPV

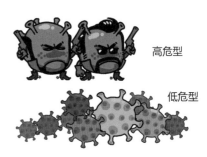

高危型

低危型

感染，多引起扁平疣、尖锐湿疣等病变。高危型的 HPV 感染与子宫颈上皮内癌变和宫颈癌的发病密切相关。但即使是高危型 HPV 感染，如 16 型（HPV16）和 18 型（HPV18），它们对宫颈的致癌作用也是一个漫长的过程，可长达数年，甚至十数年。

很多女性患者都有这样的疑问：感染了 HPV，是不是得了宫颈癌？其实 HPV 感染≠宫颈癌，感染不等于病变。70%～80% 的女性一生中都曾有过一过性的 HPV 感染，但由于没有症状，这些感染常常被忽略，机体通常依靠自身抵抗力清除体内的这些病毒感染。

14. 人乳头瘤病毒疫苗有哪几种，多大年龄可以接种

现阶段人乳头瘤病毒疫苗包括双价疫苗、四价疫苗及九价疫苗。双价疫苗用于预防 HPV16 和 HPV18 感染。四价疫苗用于预防 HPV6、HPV11、HPV16、HPV18 感染。九价疫苗用于预防 HPV6、HPV11、HPV16、HPV18、HPV31、HPV33、HPV45、HPV52 及 HPV58 共 9 种 HPV 感染。目前国家药品监督管理局批准接种 HPV 疫苗的年龄段为 9～45 岁，应根据不同疫苗适用的年龄段，在医生指导下针对性使用。

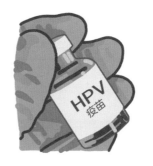
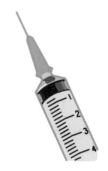

15. 什么是子宫颈癌前病变，为什么要进行宫颈癌筛查

子宫颈癌前病变，又称子宫颈上皮内瘤变，其病因主要是 HPV 持续感染。本病具有癌变的倾向，长期存在有可能进展为宫颈癌。临床上患者一般无明显的症状，有可能存在阴道分泌物增多、同房后出血等症状。

宫颈癌的病因明确，绝大多数是因为高危型 HPV 持续感染所致，因此提前进行筛查，就可以尽早发现和治疗癌前病变，避免宫颈癌的发生。HPV 疫苗不能预防所有的 HPV 感染，因此即便接种了 HPV 疫苗，仍需要定期体检筛查液基薄层细胞学检查（thinprep cytology test，TCT）及 HPV。宫颈癌筛查项目包括TCT、高危型 HPV 检测。宫颈细胞学检查结果异常、持续高危型 HPV 感染者，特别是 HPV16/18 阳性者，需要进一步行阴道镜检查及宫颈组织病理学检查。

16. 急性子宫内膜炎及子宫肌炎有什么症状，如何治疗

急性子宫内膜炎及子宫肌炎的主要症状包括下腹痛、发热、阴道分泌物增多等。症状轻时，患者可无明显不适；症状严重时，患者可伴有高热、寒战、头痛、心率加快等，治疗多选择广谱抗菌药物。一般情况好、症状轻的患者，可口服或肌内注射抗菌药物；病情严重、口服或肌内注射抗菌药物无效的患者，需要住院静脉滴注抗菌药物。

17. 为什么会得急性子宫内膜炎及子宫肌炎

急性子宫内膜炎及子宫肌炎属于盆腔炎性疾病范畴，病原体分外源性及内源性，两种病原体可单独存在，但通常为混合感染。外源性病原体常见为淋病奈瑟球菌和沙眼衣原体；内源性病原体来自阴道内菌群，包括需氧菌及厌氧菌，以混合感染多见。病原体侵入外阴、阴道后，或阴道内的病原体沿宫颈黏膜上行蔓延，至子宫内膜形成子宫内膜炎，炎症向深部侵入形成子宫肌炎，并可进一步蔓延至输卵管黏膜、卵巢及腹腔，这是非妊娠期、非产褥期盆腔炎的主要感染途径；而病原体经外阴、阴道、宫颈及宫体创伤处的淋巴管侵入盆腔结缔组织及内生殖器其他部分，是产褥感染、流产后感染的主要感染途径。

18. 急性输卵管炎有什么症状，会导致不孕吗

盆腔炎性疾病是女性上生殖道的感染性疾病，主要包括子宫内膜炎、输卵管炎、输卵管卵巢脓肿和盆腔腹膜炎。炎症可局限于一个部位，也可同时累及

几个部位,其中最常见的是输卵管炎。急性输卵管炎病原体同急性子宫内膜炎。炎症经子宫内膜向上蔓延,引起输卵管黏膜炎,进一步导致输卵管管腔及伞端闭锁,若有脓液积聚于管腔内则形成输卵管积脓。若病原体通过宫颈的淋巴管播散到宫旁结缔组织,可发生输卵管周围炎,进而与周围组织粘连。

急性输卵管炎的临床表现为突发下腹疼痛、发热、排尿困难及阴道脓性分泌物,还可伴有高热、寒战、腹胀、腹泻等症状,若不及时治疗可对患者的生命健康造成威胁。轻型急性输卵管炎一般预后良好,重型输卵管炎往往预后不好,大多遗留慢性输卵管炎,可导致不孕症、异位妊娠。本病的治疗以广谱抗菌药物治疗为主。

19. 输卵管卵巢脓肿经抗感染治疗能完全治愈吗

输卵管卵巢脓肿多由急性输卵管炎发展而来。炎症使输卵管伞端及峡部粘连,输卵管腔内的炎性分泌物无法排出,积存而形成输卵管积脓。卵巢积脓少见,也多因急性输卵管炎引起。急性输卵管炎发生时,如输卵管伞端未封闭,脓性分泌物可自伞端流入盆腔,引起盆腔脏器的广泛粘连,输卵管和卵巢被包裹在其中,逐渐发展为输卵管卵巢脓肿。

对于输卵管卵巢脓肿也是以广谱抗菌药物治疗为主。此外,患者需卧床休息,半卧位,进食优质蛋白及富含维生素的蔬菜水果,增强机体免疫力。如果抗感染治疗无效,存在体温持续不降,腹痛不缓解,全身症状加重,脓肿增大等情况,应及时手术。经药物治疗病情有好转,炎症控制后,可观察一段时间,如肿块仍未消失但已局限化,应手术切除,以免日后再次急性发作。

20. 宫腔积脓有什么症状,如何治疗

各种原因导致的急性或慢性子宫内膜炎,均有可能造成宫颈粘连、宫颈口阻塞,如果宫腔内炎性或脓性分泌物不能外流,即可形成宫腔积脓。宫颈管狭窄、闭锁及脓液生成是宫腔积脓的必要条件。

宫腔积脓多发生于老年女性,患者可出现下腹痛、发热、腰背酸痛感、白带异常等症状。此外,宫腔积脓的临床表现与病因有关。慢性子宫内膜炎逐渐形成的宫腔积脓患者可以无明显症状。子宫内膜癌患者、宫腔放射治疗后及宫颈和宫腔手术后宫腔积脓患者可伴有寒战等全身症状。

治疗要祛除引起宫腔积脓的病因。宫腔积脓一旦确诊,充分地扩张子宫颈和彻底地脓液引流是首选的治疗方法。脓液行细菌培养及药敏试验,指导抗感染治疗。对于可疑患有子宫内膜恶性肿瘤的患者,可在宫腔镜直视下宫腔冲洗

后进行组织活检。抗感染治疗首选早期及时给予静脉抗感染药物,侵入性治疗需在静脉抗感染治疗的基础上进行。必要时可以考虑行子宫全切术。

21. 什么是生殖器结核,有什么症状,如何治疗

生殖器结核,又称结核性盆腔炎,为女性生殖器官被结核分枝杆菌入侵而导致的一种疾病常继发于身体其他部位结核,如肺结核、肠结核、腹膜结核等。生殖器结核可分为输卵管结核、子宫内膜结核、宫颈结核、卵巢结核和盆腔腹膜结核。患者以发热、盗汗、乏力等全身结核中毒症状为主要表现,也可引起月经不调、下腹坠痛等症状。若未及时治疗,病情可进一步加重,引起输卵管黏膜破坏与粘连而导致不孕。

生殖器结核应采用抗结核药物治疗为主,休息与营养支持为辅的治疗原则。抗结核药物的使用遵循早期、联合、规律、适量、全程的原则。药物治疗无效或反复发作者,可采用手术治疗。

第五章

泌尿生殖系统特异性感染

泌尿系统结核发病的过程是什么样的,会传染吗

泌尿系统结核绝大多数来源于肺结核,少数来源于骨关节结核或消化道结核。结核分枝杆菌离开原发病灶,通过血液循环到达肾脏,因此肾脏是泌尿系统结核原发感染部位,由于肾脏供血丰富,绝大部分原发感染可被控制而不出现临床症状,称为病理性肾结核,即肾脏有结核病理改变而没有临床症状,潜伏期可长达数十年。当结核分枝杆菌的毒力增强或宿主抵抗力减弱时,结核分枝杆菌被激活而发展成临床肾结核。

肾结核一般没有传染性。肾结核患者的结核分枝杆菌会从尿液中排出,而尿液中的结核分枝杆菌不容易被其他人接触到,所以没有传播途径。单纯的泌尿生殖系统结核也不会通过共同生活传染,日常接触传染的概率较低,积极地抗结核治疗,有助于降低传染概率。需要注意的是,肾结核患者如果同时合并活动性肺结核,结核分枝杆菌会通过呼吸道传播。

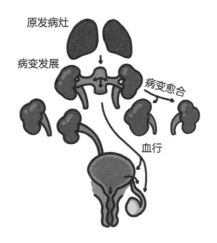

2. **为什么肾结核前期没有任何症状**

肾脏是高度血管化的器官,肾脏通常经由血源性或淋巴传播途径被播种分枝杆菌,早期主要集中在双侧肾脏的皮质,这里的肾小球血供非常丰富,有大量的毛细血管丛,所以形成微小的脓肿病灶,逐渐形成结核性肉芽肿,双侧肾实质内形成粟粒状结节。这个地方血供好,修复能力强,如果人体免疫状况好,感染往往就会得到有效控制,甚至早期愈合。如果人体免疫力低下,细菌数量多或者毒力强,肾皮质的病灶就会逐步扩大,结核分枝杆菌可能会经肾小管到达髓质的肾小管襻处,这个地方由于血流很慢,血液循环差,容易发生肾髓质结核。发展到这一阶段，也没有典型的症状，只有结核分枝杆菌穿过肾乳头到达肾盏肾盂才有血尿、尿频、尿急的症状。

3. 得了肾结核，需要做哪些检查

医生一般会对怀疑肾结核的患者做以下相关检查。①尿液分析，24 小时尿结核分枝杆菌定性检查对肾结核的发现率可达 90%，具有重要的诊断意义；② B 超检查，方法简单易行，可初步确定肾脏组织与集合系统的结构有无改变、对侧有无肾积水和膀胱有无挛缩；③肾、输尿管及膀胱平片可以显示肾区及下尿路的钙化灶，对判断结核病灶特别重要；④静脉尿路造影（intravenous urography, IVU）是早期肾结核最敏感的检查方法，可以了解分侧肾功能和患肾病变程度与范围，对肾结核治疗方案的选择至关重要；⑤腹盆腔 CT 能清楚地显示中晚期肾结核扩大的肾盏肾盂、皮质空洞及钙化灶，三维成像还可以显示输尿管全长病变；⑥膀胱镜检查可直接看到膀胱内的典型病变而确立诊断。

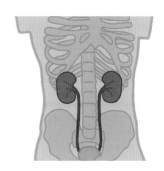

4. 明明是左侧肾结核，为什么会引起右肾积水

肾结核病变的进展会引起膀胱肌层纤维组织增生和瘢痕收缩，使膀胱容量显著减少，即形成膀胱挛缩（膀胱容量＜ 50mL），膀胱壁的病变使得对侧输尿管口狭窄并破坏其活瓣作用，抗反流消失，导致尿液进入膀胱受阻或反流，以及膀胱挛缩使膀胱内压力升高，引起对侧肾积水。

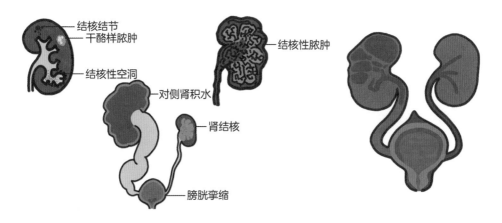

5. 为什么得了肾结核会一直尿频

膀胱刺激症状是肾结核最重要、最主要的症状，也是最早出现的。75%～85% 的患者有尿频、尿急、尿痛。尿频开始是由于含有脓细胞及结核分枝杆菌的尿液刺激膀胱引起的，之后则是由膀胱黏膜被结核分枝杆菌感染，结核性膀胱炎所致。随着结核病变的逐渐加重，膀胱刺激症状也越来越明显，最终发展为膀胱挛缩。

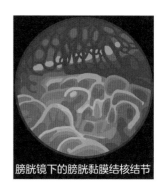

膀胱镜下的膀胱黏膜结核结节

6. 得了泌尿系统结核一般服用哪些药物呢

泌尿系统结核常用的抗结核药物有利福平、异烟肼、吡嗪酰胺、乙胺丁醇及链霉素等。一般选用两种或三种药物联合应用效果较好，可延缓耐药性的出现并减少毒性反应。泌尿系统结核的标准化方案是 6 个月短程化疗。它是由一线抗结核药物组合而成，其基本原理是初始 2 个月每天 3～4 种药物的强化治疗，包括利福平、异烟肼、吡嗪酰胺及乙胺丁醇（或链霉素），目的是破坏几乎所有结核分枝杆菌。随后 4 个月仅 2 种药物维持治疗，多数采用利福平和异烟肼。在维持治疗期，药物可每周服用 2 次或 3 次。

7. 服用抗结核药物有没有不良反应

抗结核药物常多种联合使用，不同抗结核药物引起的不良反应不同。①异烟肼的不良反应主要是周围神经炎（与缺乏维生素 B_6 有关）以及中枢神经系统中毒兴奋或抑制。②利福平的不良反应表现为胃肠道刺激与肝脏损伤，会出现黄疸、转氨酶升高；还可能会出现乏力、头痛、头晕、嗜睡以及共济失调、视物模糊。③乙胺丁醇最严重的不良反应是球后视神经炎，一般停药后能够恢复。④吡嗪酰胺的不良反应相对较少，主要是会出现高尿酸血症、关节疼痛、胃肠道不适以及肝脏损伤等。⑤链霉素的不良反应主要是损害脑神经，表现为眩晕、耳鸣、耳聋。

8. 怎样防治抗结核药物的不良反应

抗结核治疗期间出现药物不良反应是不可避免的。医生在制订治疗方案的同时会结合患者病情，并做好健康宣教，告知患者药物可能出现的不良反应及处理办法，避免患者因害怕出现不良反应而导致依从性降低。部分症状较轻的不良反应，不需要特殊处理或仅轻微调整用药即可控制。症状较重的不良反应则需停药并积极就诊。

9. 抗结核药物需要服用一辈子吗

按照既定治疗方案完成抗结核治疗后，经症状学、体格检查及辅助检查结果评估，达到以下标准，即可停药：①全身情况已改善，红细胞沉降率、体温正常；②排尿刺激症状完全消失；③反复多次尿液常规检查正常；④尿浓缩法查结核分枝杆菌，长期多次检查皆属阴性；⑤X线静脉尿路造影检查或全腹增强CT检查示病灶已稳定或已愈合；⑥尿液结核分枝杆菌培养或动物接种阴性；⑦无其他全身结核病灶。

10. 泌尿系统结核患者的预后怎样

早期结核病变未波及膀胱时，正确应用抗结核药和手术治疗，治愈率可达90%～95%以上。若伴有严重膀胱结核造成对侧肾积水或两侧肾结核导致肾衰竭，患者可死于尿毒症。其预后取决于：①全身情况和泌尿系统以外的结核病状况；②膀胱结核病变的轻重；③对侧肾脏病变和功能情况；④治疗的时机和治疗的正确性包括药物的选用，患者对抗结核药物的耐受性和结核分枝杆菌的敏感性以及尿路有无梗阻等因素。

11. 妊娠期和/或哺乳期得了肾结核应该怎样治疗

妊娠或哺乳期感染结核分枝杆菌后应尽量接受规范的药物治疗，推荐药物有异烟肼、利福平、乙胺丁醇，服用药物时间至少9个月。目前对妊娠期间服用吡嗪酰胺的安全性仍不明确，暂不推荐妊娠期间服用，除非孕妇伴有严重的肺外或重度活动性肺结核或伴有HIV感染。链霉素对胎儿有较大的毒副作用不推荐妊娠期和哺乳期服用。服用异烟肼期间应同时服用维生素B_6以预防周围神经炎。

12. 附睾结核需不需要手术治疗

以下情况的附睾结核是需要手术治疗的：①经抗结核药物无效者；②病变较大伴脓肿形成者；③局部干酪样坏死者；④合并睾丸结核者。手术方式多采用附睾切除、阴囊结节或窦道切除、输精管高位切除、残端灼烧并结扎术。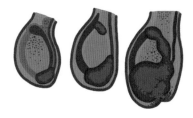

术前采用抗结核药物治疗至少 2 周,术中应尽可能保留正常睾丸。合并睾丸结核者,应同时切除睾丸。

13. 泌尿系统会有真菌感染吗,哪些人群容易出现这类感染

泌尿系统可发生真菌感染,而且近年感染率有上升趋势。念珠菌属是原发性累及泌尿生殖道最常见的真菌属,尤其是白念珠菌。这类感染主要发生在一些免疫力低下的特殊人群中。其危险因素和诱因主要有糖尿病、肾脏移植、高龄、尿路有创操作、长期住院、先天性尿路畸形或结构异常、住重症监护病房(intensive care unit, ICU)、反复使用广谱抗菌药物、长期尿路内置导管、膀胱功能障碍、尿路梗阻性疾病等。

14. 白念珠菌是通过什么途径感染尿路的,危害大吗

白念珠菌存在于 15%～60% 的人群中,定植于正常人口咽部、结肠及阴道,可通过外阴部上行至尿路(逆行感染)或血源性感染定植于肾脏并进入尿路(顺行感染)。念珠菌感染发病多较隐蔽,念珠菌属是主要的院内获得性菌血症病因之一,病死率高达 40%,在所有菌血症中病死率最高。

15. 泌尿系统真菌感染需要治疗吗,哪些药物可以用

单纯尿培养阳性患者既往无糖尿病等危险因素可不治疗。对于住院患者有播散性念珠菌病证据者、中性粒细胞减少者、低体重新生儿、ICU 患者、肾移植或进行泌尿外科手术操作患者,若有无症状念珠菌尿则仍需进行抗真菌治疗。有危险因素存在的患者中,去除危险因素(拔除导尿管、内支架管、停止使用抗菌药物及提高营养状态,如不能彻底拔除导尿管或内支架管则更换新导尿管或内支架管)后好转者不需要治疗;当去除危险因素后念珠菌尿仍无好转或持续性念珠菌尿患者需要采取积极再评估和治疗措施。有泌尿系统真菌感染危险因素,如梗阻、先天畸形、异物或局部内管等影响治愈,需要及时手术解除梗阻;有真菌球或局部脓肿形成者需要手术引流;有先天性畸形或结构异常者在感染控制后进行手术矫形。治疗泌尿系统真菌感染的常用药物有氟康唑和两性霉素 B 等。

16. 如何有效防控泌尿系统真菌感染

对存在危险因素或诱因的人群进行针对性预防:控制血糖;缩短导尿管或输尿管内支架管等留置时间;减少或避免不必要的侵入性操作;ICU 患者需要

进行隔离以预防交叉感染；避免长时间使用抗菌药物，缩短抗菌药物应用疗程及剂量；器官移植后避免过度免疫抑制，对高危移植患者（接受强化免疫诱导治疗、有真菌定植或感染病史、术后严重排斥反应、合并其他微生物感染接受大剂量抗感染治疗等）进行靶向预防；改善营养不良状态；及时纠正先天性尿路畸形或结构异常；积极治疗尿路梗阻性疾病。

17. 丝虫病是如何传播的

人类为丝虫的终宿主，蚊（按蚊、库蚊、埃及伊蚊）为丝虫的中间宿主。当蚊叮咬丝虫携带者后，丝虫幼虫随血液进入蚊胃，随后穿过胃壁侵入蚊媒的胸肌，经过进一步蜕皮后，发展为感染期微丝蚴。当被感染的蚊再次叮咬人时，感染期丝状蚴自蚊下唇侵入人体造成感染。

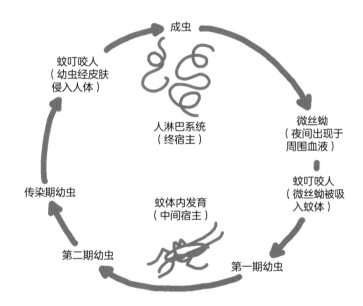

18. 检查发现阴囊鞘膜积液和阴囊水肿，是不是得了丝虫病

是否感染丝虫病主要从以下 3 个方面来判断：①是否在丝虫病流行区域旅居；②是否具有丝虫病的典型症状，如反复的周期性发热，不定期的腹股沟、腹部、下肢的淋巴结肿大、疼痛，是否合并睾丸鞘膜积液、乳糜尿，部分典型患者疾病后期可能伴有淋巴水肿及象皮肿；③在午夜前后采外周血进行涂片检查是否有丝虫微丝蚴，或在乳糜血尿、睾丸鞘膜积液中是否检测到微丝蚴，在超声检查中淋巴管中是否可观察到典型的"丝虫跳舞征"。

19. 如何预防和治疗丝虫病

丝虫病的预防需要注意以下几点：①积极有效地治疗丝虫病患者，切断传染源；②加强个人防护，大力整治卫生环境，增加杀虫剂和家庭蚊帐的使用，消灭蚊子的滋生地，切断其传播途径；③对流行地区人群采取普查普治，可食用乙胺嗪药盐或伊维菌素。目前常用的治疗丝虫病的药物为乙胺嗪、伊维菌素、呋喃嘧酮。乙胺嗪对微丝蚴及成虫均有较好的杀灭作用，是目前临床上治疗丝虫病的首选药物。

20. 女方体检发现有阴道毛滴虫病，作为性伴侣的男方如何检查是否被传染滴虫病

滴虫病主要通过性传播。女性伴侣发现滴虫病后，男性伴侣需要重视。男性感染毛滴虫症状不一，大多数男性滴虫病患者无症状，部分患者表现为尿道刺痒、尿急，尿道口有分泌物。部分症状严重的患者可能伴发尿道炎、膀胱炎、前列腺炎、附睾炎和包皮龟头炎等。可对尿道口分泌物、尿液、前列腺液等可能感染的标本进行涂片或培养寻找滴虫。

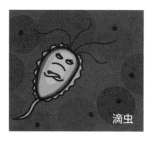
滴虫

21. 性传播是否为阴道毛滴虫病唯一的传播途径

阴道毛滴虫适应能力极强，在 3～5℃环境下能生存 21 天，46℃环境下能存活 20～40 分钟，且离开人体后仍能传播。如阴道毛滴虫携带者或滴虫病患者将阴道毛滴虫传播至卫浴用品、毛巾、衣物等物品后，健康的人接触这些物品仍有被传染的可能性。

22. 如何预防和治疗阴道毛滴虫感染

注意公共卫生和个人卫生，避免不洁性行为，做好两性防护措施，切断传播途径。无症状的携带者及患者均应及时诊治，个人用品均应做好消毒措施，以减少和控制传染源。治疗需要口服甲硝唑：常使用一次疗法，2g 一次服用。如单次给药治疗失败，推荐使用 0.5～1.0g，每天 2 次，连用 7 天。病情严重者，每天 1 次，每次 1g，首次剂量加倍，连服 3～5 天。

23. 棘球蚴病是如何传播的

棘球蚴病是人畜共患病,好发于畜牧业发达的地区,其主要是由于棘球绦虫的感染。棘球绦虫成虫寄生于终宿主(狗、狼等动物),其虫卵随终宿主粪便排出,虫卵污染食物、水源后,中间宿主(人、牛、羊等)食用虫卵污染的食物或水后,虫卵在人或羊的体内发育成棘球蚴。终宿主(狗、狼等动物)吞食含有棘球蚴的中间宿主组织或器官后,棘球蚴在终宿主体内发育成成虫。

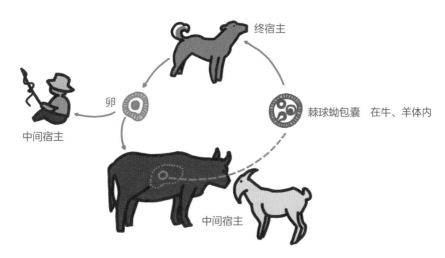

24. 如何诊断棘球蚴病

棘球蚴病的诊断依据以下几方面:①有棘球蚴病疫区的旅居史。②棘球蚴病在不同阶段症状不同,在感染早期可无任何症状,在感染后期可出现包囊的坏死、感染或破裂,造成相应的症状,如乏力、发热、消瘦、隐痛等。包囊破入腹腔可造成急性腹膜炎及过敏性休克,包囊破入泌尿道可造成肾绞痛、尿频、尿急、尿痛等症状。③超声检查及 CT、MRI 检查是发现该病并与肾脏、肝脏等部位的肿瘤、囊肿鉴别的重要方法。④在病原学检测方面,可考虑采用间接血凝试验(indirect hemagglutination test/indirect hemagglutination assay,IHA)、酶联免疫吸附试验(enzyme linked immunosorbent assay,ELISA)、金黄色葡萄球菌 A 蛋白 ELISA(staphylococcal protein A enzyme linked immunosorbent assay,SPA-ELISA)进行检测。当棘球蚴包囊破入泌尿道,可通过尿涂片检查发现原头蚴或六钩蚴。

25. 如何预防和治疗棘球蚴病

预防棘球蚴病需要注意以下几点：①防止狗、狼等动物粪便污染草场、水源，做好个人卫生及环境卫生，倡导良好的饮食习惯，切断传染源；②加强对羊、牛肉的检疫，避免将牛、羊内脏喂狗，切断传播途径；③在流行地区对狗定期投喂吡喹酮，防止其产生虫卵，切断传播途径。

棘球蚴病的治疗包括药物治疗和手术治疗：药物仅用于术前、术后棘球蚴病的控制，常用药物有甲苯达唑、吡喹酮及阿苯达唑，目前尚未有治愈该疾病的药物。手术治疗是目前唯一可能治愈棘球蚴病的治疗手段。手术原则是尽量完整摘除包虫包囊，术中防止囊液外溢，填埋或缝合外囊空腔，防止术后复发。常用术式包括全囊切除、完整摘除包虫囊及包虫穿刺摘除。

第六章

膀胱炎症性疾病

1. 尿频，一憋尿就下腹疼痛，持续较长时间，可能得了什么疾病

这是间质性膀胱炎（又称膀胱疼痛综合征）的典型症状。一个人的排尿异常可以分为储存尿液过程的异常和排尿过程异常。其中储尿过程异常多表现为尿频、尿急，大多为膀胱过度活动症所致，而间质性膀胱炎患者特征性症状为储存尿液过程中膀胱区疼痛、压迫感或其他不适感，于憋尿时加重，排尿后略缓解。间质性膀胱炎是一种症状性疾病，这种疼痛也可出现在尿道、阴道、盆底或直肠、耻骨上和会阴。症状持续时间一般在 6 个月以上，晚期患者会有非常严重的尿频，膀胱区、盆腔乃至整个会阴部持续剧烈疼痛且无法缓解，极大影响患者生活质量。一些患者可能会出现性功能障碍、抑郁、焦虑等心理障碍，以及由于反复排尿导致的睡眠障碍。

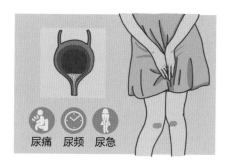

尿痛　尿频　尿急

2. 间质性膀胱炎发生的原因是什么

间质性膀胱炎的发病可能与多种因素有关，但其确切病因仍不得而知，人们已根据不同层次的支持证据提出了多种理论，但是目前尚没有一种理论能够解释所有症状及机理。主流的理论包括：①膀胱上皮细胞的糖胺聚糖（glycosaminoglycan，GAG）缺乏；②慢性细菌感染与慢性炎症；③膀胱上皮下肥大细胞的异常激活伴促炎介质的释放；④神经免疫机制；⑤自体神经功能异常。

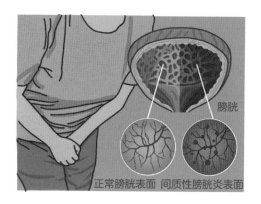

膀胱

正常膀胱表面　间质性膀胱炎表面

3. 间质性膀胱炎是如何确诊的

间质性膀胱炎的确诊有以下要点：①病史，如典型的膀胱区疼痛，充盈时加重，排尿后缓解。②体格检查，包括下腹部的触诊以了解膀胱的充盈情况及是否有压痛，站立位检查是否有脊柱后凸畸形、瘢痕、疝气，仰卧位检查臀部的

外展／内收功能、疼痛敏感区。对男性的检查还包括直肠指诊，对女性的检查还包括阴道检查和阴道触诊。③尿液分析：主要关注尿 pH、白细胞、亚硝酸盐水平等。必要时进行尿培养、尿脱落细胞学检查等，以排除细菌性膀胱炎或者其他特异性感染如尿路结核等的可能性。④尿动力学检查：对于男性来说，必须做尿流率 + 残余尿量检测，如果最大尿流率 < 15mL/s，必须进行压力 - 流率测定和残余尿量检测。⑤膀胱镜检查：是诊断间质性膀胱炎的重要方法可以发现洪纳病变（一种中心呈现星形、放射状白色瘢痕的溃疡）、行麻醉下水扩张（观察膀胱各壁有无肿物、憩室、结石、溃疡和出血，并行随机活检）。

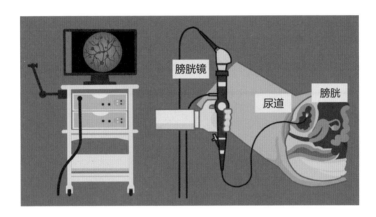

4. 针对间质性膀胱炎，有什么比较好的治疗方法吗

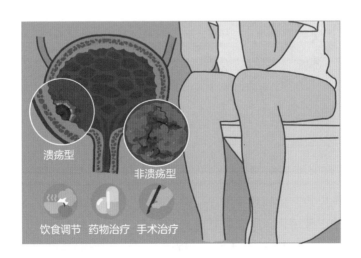

早期症状轻微的患者可以记录排尿日记，做到定时排尿，逐步延迟排尿，

同时控制饮水，避免酸性饮料与食物、咖啡、酒精、辛辣食物等，辅以压力疏解与盆底肌训练等。疼痛明显的患者可以尝试物理治疗，比如 Thiele 按摩法。中度症状患者可以考虑口服药物、膀胱灌注治疗。口服药物包括阿米替林、戊聚糖多硫酸钠、抗组胺药物等。膀胱灌注治疗是将药物通过导尿管灌注到膀胱内，使药物直接作用于膀胱，降低口服药物的不良反应发生率，常用的灌注药物有二甲基亚砜、透明质酸钠、麻醉药物丁卡因等。重度症状患者可以选择手术治疗，增加膀胱容量或使尿流改道。

5. 间质性膀胱炎可以完全治好吗

间质性膀胱炎是一种复杂的疾病，人们对其病因还不充分了解，目前尚缺乏完全有效的治疗方案。目前针对间质性膀胱炎的治疗是多样化的和高度个体化选择的。对确诊的患者应该给予患者宣教、行为矫正、饮食建议、压力缓解、物理疗法、药物疗法和手术治疗等一种或多种方法，最终达到不影响正常生活、与疾病共存的状态。

6. 什么是腺性膀胱炎

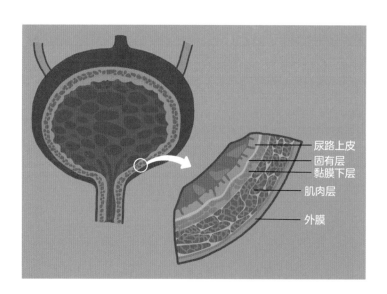

尿路上皮
固有层
黏膜下层
肌肉层
外膜

腺性膀胱炎是一个病理学概念。要理解什么是腺性膀胱炎之前，首先要清楚膀胱黏膜的正常结构。膀胱黏膜由尿路上皮、基底膜和固有层组成。尿路上皮由三层组成：基底细胞层、中间层和表层。表层由伞状细胞组成，伞状细胞表面覆盖了一层糖胺聚糖,后者被认为具有尿路上皮屏障功能。腺性膀胱炎是一种膀胱黏膜化生性病变。在显微镜下,可见移行上皮的基底层局灶增生,进而向黏膜下层出芽性生长,形成实性细胞巢(称为 von Brunns 巢),位于固有层。有一些细胞发生中心囊性变,是黏液积聚所致。囊壁被覆上皮呈移行上皮表现时,称为腺性膀胱炎。

7. 腺性膀胱炎的病因是什么

腺性膀胱炎首次报道于 1899 年,至今已有 120 多年的历史。但到目前为止,关于腺性膀胱炎的病因、发病机制、流行病学、疾病分型及其与膀胱腺癌关系的认识仍不全面。一般认为,腺性膀胱炎是一种由感染、梗阻、物理刺激(结石、异物)、化学致癌物等慢性刺激引起的膀胱增生性病变。

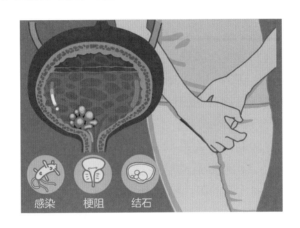

感染　梗阻　结石

8. 腺性膀胱炎有哪些症状,要诊断必须做膀胱镜检查吗

腺性膀胱炎通常无特异性症状,可能表现出一系列下尿路症状,包括尿频、尿急、尿痛、血尿、排尿困难等,部分患者会有耻骨上区或会阴区疼痛甚至性交痛,症状可反复发作。严重者可出现并发症,如急性尿潴留、膀胱挛缩或双侧上尿路积水。

对于腺性膀胱炎的诊断最有意义的是膀胱镜检查及组织活检病理诊断。腺性膀胱炎病变多发生于膀胱颈、膀胱三角区及双侧输尿管开口附近,呈非浸润性生长。腺性膀胱炎是由于膀胱慢性炎症或长期刺激所致,故腺性膀胱炎的诊断一方面取决于患者的临床表现,另一方面还需要依据膀胱黏膜的病理诊断,因此膀胱镜检查是必不可少的。

9. 腺性膀胱炎怎么治疗，治疗后随访需要反复做膀胱镜检查吗

腺性膀胱炎的治疗应该积极寻找病因，以处理原发疾病为主要原则。对于低危型腺性膀胱炎，治疗重点在于积极寻找和消除病因，可不选择手术治疗。对于高危型腺性膀胱炎，建议患者行经尿道膀胱病损电切术切除病灶，同时力求解除慢性刺激因素，合并感染者适量使用敏感抗菌药物、中成（草）药及对症治疗。无论何种类型的腺性膀胱炎，对患者进行科普教育、早期预防和干预至关重要。

低危型腺性膀胱炎若能明确病因，在解除慢性刺激因素等病因治疗和对症治疗后，若症状消失，则视为临床治愈，可不进行随访。高危型腺性膀胱炎手术治疗后可不定期随访，首选无创检查（尿脱落细胞学），必要时行膀胱镜检。

10. 腺性膀胱炎会癌变吗

目前，关于腺性膀胱炎与膀胱腺癌的关系仍存在争议，关键问题为腺性膀胱炎是否为癌前病变。从 20 世纪 50 年代开始，就有学者报道腺性膀胱炎与膀胱肿瘤之间的某种联系，如存在腺性膀胱炎转化为膀胱腺癌、肠上皮化生型腺性膀胱炎转化为膀胱腺癌的病例。不过，这些病例报道可能只是一种并存现象，并未确定两者之间的因果关系。临床上腺性膀胱炎很常见，而膀胱腺癌仅占膀胱肿瘤的 0.5%～2.0%，膀胱腺癌多为其他部位肿瘤转移所致，原发性腺癌比例更低，说明相当大比例的腺性膀胱炎并不会转化为膀胱腺癌。目前研究发现，腺性膀胱炎是普遍存在于尿路上皮中的变异现象，正常人 85%～95% 可见这种增殖性改变。故有学者认为这种变异无特殊性，不需要针对性处理。

11. 宫颈癌术后，放疗 1 年，现出现尿频、尿急、血尿症状，可能是什么疾病

出现这种情况可能患上了放射性膀胱炎。放射性膀胱炎是由于盆腔肿瘤放疗过程中放射线损伤膀胱，引起局部组织水肿，血管管腔狭窄甚至闭锁，导致膀胱黏膜和肌层缺血坏死改变，远期引起膀胱平滑肌纤维样变等病理生理学改变，从而引起患者尿频、尿急等膀胱刺激症状和膀胱出血症状等一系列症候群。近几年，随着高能射线加速器的应用，三维适形放射治疗和调强放射治疗技术的发展，放射治疗的应用越来越广泛，而不良反应逐渐降低，但是放射性膀胱炎的发病率仍在逐年增高。2.1%～8.5% 患者在盆腔肿瘤放射性治疗后 1 个月内出现放射性膀胱炎，严重影响患者生活质量。

12. 如何治疗放射性膀胱炎，可以治愈吗

放射性膀胱炎的治疗主要以对症治疗为主，包括药物治疗、膀胱灌注治疗、高压氧疗、中医中药治疗、介入栓塞治疗以及外科手术治疗等。放射性膀胱炎目前仍是一种极其少见而且不可逆转的放疗后并发症，治疗棘手，极难临床彻底治愈，对症处理减轻患者痛苦是目前治疗的首要目的。

13. 膀胱肿瘤电切术后，膀胱灌注卡介苗 1 年，现出现尿频、尿急、夜尿增多等症状，可能是什么疾病

出现这种情况可能是患上了化学性膀胱炎。化学性膀胱炎，顾名思义，是由化学性物质引起的膀胱炎症，主要表现为膀胱刺激征，包括尿频、尿急、尿痛等，严重的患者有膀胱痉挛疼痛、急迫性尿失禁、血尿、耻骨上膀胱区疼痛等症状。

14. 哪些药物容易引起化学性膀胱炎呢

化学性膀胱炎的常见病因为膀胱肿瘤术后灌注化疗药物。最常见的化疗药物有丝裂霉素、卡介苗、表柔比星、吡柔比星等。化疗药物具有细胞毒性和强刺激性，可引起膀胱糖胺聚糖缺损，膀胱黏膜的通透性增加，使膀胱肌层直接暴露于尿液中。尿液中的尿酸盐晶体、细菌等刺激因子刺激肌纤维，引起肌纤维细胞变性、坏死。另外，该类药物可透过黏膜刺激感觉神经，引起膀胱区疼痛症状，亦可引起反射性膀胱逼尿肌收缩，发生尿频、尿急症状。此外，特定的工业化学品如杀虫脒等也可引起化学性膀胱炎。目前，随着我国膀胱肿瘤发病率的逐年上升，膀胱术后行化学药物膀胱灌注引起的化学性膀胱炎发病率也逐步增高。

15. 如何确诊化学性膀胱炎

化学性膀胱炎的诊断并不复杂。患者通常有刺激性的化学性溶液进入膀胱病史。寻找刺激源，了解患者的既往用药史可帮助诊断。同时，需要排除肿瘤复发、合并泌尿系统感染等情况。对于难以鉴别的情况，可行尿培养及膀胱镜检查辅助诊断。

16. 如何治疗化学性膀胱炎，可以完全治愈吗

立即停止使用或接触可引起化学性膀胱炎的药物。多饮水，勤排尿，减少

代谢产物的浓度及与膀胱接触的时间。如行膀胱灌注者宜在灌注后 0.5 小时后多饮水，以增加尿量尽快排空膀胱，减少刺激源在膀胱内贮存。对于膀胱区疼痛明显的患者，可以灌注利多卡因、地塞米松减轻炎症反应，还可以全身用药缓解膀胱痉挛和疼痛，高压氧治疗也有一定效果。对于出现严重并发症如膀胱挛缩或膀胱输尿管反流等的患者，常规治疗效果差，有时需要行膀胱扩大手术和输尿管膀胱再植手术。

17. 因慢性肾病口服环磷酰胺 1 年，现出现尿频、尿急、血尿等症状，可能是什么疾病，该如何治疗

出现这种情况可能是患上了出血性膀胱炎。出血性膀胱炎是一种急性或逐渐加剧的弥漫性膀胱出血性疾病，临床表现为不同程度的血尿，可伴有耻骨上疼痛、排尿困难，尿频、尿急等症状，多由某些化疗药物或化学制剂引起。

对于易导致出血性膀胱炎的化疗药物，在使用时要注意预防出血性膀胱炎的发生，化疗期间注意水化及利尿。关于出血性膀胱炎的治疗，首先是去除病因，立即停止使用相关的药物，如环磷酰胺。同时给予支持疗法，必要时给予输血、补液等。积极进行止血处理。轻度血尿患者可以通过留置导尿管及时清除血块，并利用生理盐水行膀胱冲洗。对于血尿明显的中重度患者则需要采用膀胱内灌注、应用止血药物、外科治疗等综合治疗方案。建议出现这种情况者及时到正规医院就诊。

第七章

泌尿生殖系感染炎症与肿瘤

1. 血吸虫会引起膀胱癌吗

有人说,血吸虫可以引起膀胱癌,此话的确不假:在埃及、非洲和中东地区膀胱癌高发,主要原因是这些地区的埃及血吸虫病的高发病率,导致膀胱鳞状细胞癌的高发。在非洲,被诊断为膀胱鳞癌的患者中有 10%～45% 患有血吸虫性膀胱炎,这些地区的组织学类型鳞癌比尿路上皮癌更多。

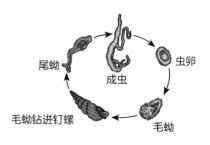

我国长江流域以及南方地区也有血吸虫感染发生,但不用太担心血吸虫引起的膀胱癌,因为血吸虫病主要有两种类型,一种是肠血吸虫病,主要为曼氏血吸虫和日本血吸虫引起;另一种是尿路血吸虫病,由埃及血吸虫引起。我国流行的血吸虫,主要是日本血吸虫,也就是肠血吸虫,一般不会引起血吸虫性膀胱癌。

2. 细菌感染会引起泌尿系统肿瘤吗

普通的泌尿系统细菌感染可能在诱导尿路上皮癌中发挥作用,但是其具体机制尚不清楚。相关研究认为可能与尿路感染过程产生的致癌化合物(亚硝胺)有关。慢性尿路感染可导致尿中二甲基亚硝胺水平升高,常见的大肠埃希菌和变形杆菌感染可导致尿亚硝胺水平增加。反复发生尿路感染是泌尿系统上皮恶变的危险因素,而积极正规抗菌药物治疗可能降低其风险。此外,性传播疾病中的淋病(淋病奈瑟球菌感染)也与膀胱癌显著相关,而且大多数淋病相关的膀胱癌病例都是浸润性癌(恶性度高),需要引起警惕。

3. 人乳头状瘤病毒感染是宫颈癌的危险因素,它是否也会导致膀胱癌

人乳头状瘤病毒感染是宫颈癌的危险因素。目前研究认为可能是 HPV 引起了某些癌基因、抑癌基因的表达变化,从而参与或导致了相关肿瘤的发生。通俗地讲,身体内是否产生癌症其实主要是癌基因与抑癌基因对比力量变化的结果,HPV 可以编码癌蛋白,可以与某些抑癌基因结合并相互作用,导致这些抑癌基因相关蛋白降解,从而引起肿瘤发生。有研究显示,膀胱移行细胞癌组织中高危型 HPV16/18 的阳性率明显高于正常膀胱组织,且与膀胱癌的临床分期具有一定相关性,说明 HPV16/18 感染可能参与了膀胱移行细胞癌的发生,

并对其恶性程度与疾病进展有一定的影响。因此可以说，HPV 感染不仅是宫颈癌的危险因素，它其实可能也是膀胱癌的危险因素，避免 HPV 感染对预防膀胱癌的发生一样重要。

4. 前列腺炎会引起前列腺癌吗

现有研究认为，前列腺炎对于前列腺癌的发生发展存在一定影响，但是，是促进性作用还是抑制性作用还存在一定的争议。有学者发现，患有前列腺炎的患者患前列腺癌的风险是未患前列腺炎者的 1.78 倍，这一现象在高危前列腺癌患者中更明显。但是也有研究表明，急性和慢性炎症均可降低患前列腺癌的风险，但 4 年后再次活检发现仅急性炎症可以降低患前列腺癌的风险，而慢性炎症与前列腺癌的发病率无显著关系。到目前为止，关于前列腺组织炎症与未来患前列腺癌风险的关系还没有形成一致意见。

5. 哪些病毒感染易引起泌尿生殖系肿瘤

在大众印象中，泌尿生殖系统肿瘤可能是一个小众的肿瘤，但其中 90% 以上是恶性肿瘤。世界范围内高达 15% 的恶性肿瘤源于感染，全球每年总计达 120 万例肿瘤与炎症有关。许多慢性炎症环境改变使癌变的危险程度增加。

易诱发泌尿生殖系肿瘤的病毒，包括逆转录病毒、乙型肝炎病毒、人乳头状瘤病毒、多瘤病毒等。肿瘤病毒中 2/3 为 RNA 病毒，1/3 为 DNA 病毒。

6. 人乳头状瘤病毒感染会诱发前列腺癌吗

HPV 是一种无包膜的双链闭环 DNA 病毒。HPV 主要通过性传播，与宫颈的病变有着直接的相关性。它感染人体后游离于细胞中，病毒的 DNA 整合到宿主细胞核内，使宿主细胞发生突变而致病。

目前被鉴定的 HPV 基因型有近 200 种，根据感染致癌性差异，可分为高危型和低危型 HPV，其中 HPV16/18 最为常见。

研究提示，HPV16/18 与前列腺癌有相关性。另有研究显示，在 HPV 阳性的前列腺癌患者中，$P53$ 突变率较高。HPV 感染在前列腺癌早期阶段起作用。一方面，$P53$ 可以抑制机体炎症反应，炎症反应可通过激活 NF-κB 抑制 $P53$ 转录活性从而增加癌症发生率；另一方面，$P53$ 可通过抑制促血管生成因子的产生和增加血管生成抑制剂的丰度来限制血管生成，抑制肿瘤生长。

7. BK 病毒感染易引起前列腺癌吗

BK 病毒是双链闭环 DNA 病毒, 在世界广泛分布, 人群中的感染率可高达 90%～95%。感染后, BK 病毒在肾脏中潜伏持续存在, 增生的病毒随尿液排出。只有当感染者免疫功能下降时病毒才被激活。

免疫正常人群在感染 BK 病毒后, 病毒也进行一定的复制, BK 病毒可从尿液中排出。该病毒复制有一规律, 在幼年时感染率较高, 随年龄增长, 感染率逐年降低, 到 20 岁时达最低, 30 岁以后, 随年龄增长, 感染率又逐年升高, 到 80 岁年龄组可达 60% 以上。

研究表明, 前列腺癌组织中可检测出 BK 病毒。推测 BK 病毒与 P53 蛋白结合, 继而干扰 P53 蛋白的转录, 阻断野生型 *P53* 进入细胞核, 使 *P53* 丧失抑癌作用, 导致前列腺癌变的发生。

第八章

导尿管及植入物相关尿路感染

1. 在泌尿系统疾病的诊疗过程中，为什么需要导管

　　泌尿系统是由肾脏、输尿管、膀胱和尿道组成的。肾单位负责形成终尿。尿液从肾单位产生后，排入肾盂，随后通过输尿管进入膀胱进行暂存。膀胱充盈后，尿液通过尿道排出体外。输尿管是一个细长的管状器官，上端连接肾盂，下端连接膀胱。尿道的上端连接膀胱，末端连通到体外。

　　在病理情况下，如果肾、输尿管或者膀胱、尿道出现问题，可能会导致尿液运输和暂存的生理功能不能顺利完成。采用置入导管的手段来改善尿液引流通畅的问题，就成为解决问题的常用方法。如果引起症状的原因不能解决，置管引流和定期更换甚至成为唯一的处理方式。进行输尿管引流的导管称为输尿管支架管，进行膀胱引流的导管称为导尿管。

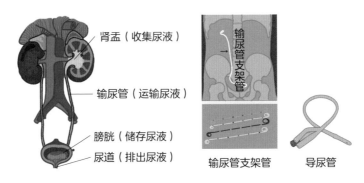

2. 膀胱置导尿管引流有什么临床意义

　　膀胱是由平滑肌组成的空腔器官，连同尿道一起共同组成了尿液暂存和排出的结构。膀胱内的感受器和逼尿肌负责尿液量的感知并且为排尿提供动力。尿道内外括约肌和膀胱逼尿肌在神经系统的协调下共同完成排尿行为。

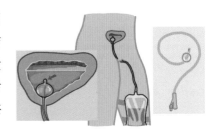

　　如果膀胱本身或者神经支配有异常，膀胱逼尿肌收缩无力，可引起动力性尿潴留。如果尿道有狭窄或者有男性前列腺增生，可导致机械性下尿路梗阻，也会引起残尿增多或尿潴留。在泌尿系统疾病的诊疗中，尿路梗阻，特别是下尿路梗阻（即尿潴留）较为常见，而采用导尿管进行引流是非常有效的方法，可以作为暂时或永久性措施。但是，膀胱置管引流在解决尿液引流的同时也为外界病原体进入人体提供了通道。

3. 肾盂输尿管通常用什么样的导管进行尿液引流

肾盂输尿管尿液引流的方式主要包括通过置入输尿管支架进行从肾盂到膀胱的"内引流"，以及通过经皮肾造瘘通道置管，从肾盂到体表进行"外引流"。经肾造瘘通道置管外引流所用导管的材质和结构与膀胱引流的导尿管类似，并且所处的环境条件也类似，即导管的一部分在体内，一部分在体外；而输尿管支架管引流使用的是有弹性的细管，支架管位于连接肾盂和膀胱的输尿管内，没有直接暴露在体外的部分。支架管所处的环境相对封闭，要好于经皮肾造瘘置管的情况，导管相关感染的发生较少。

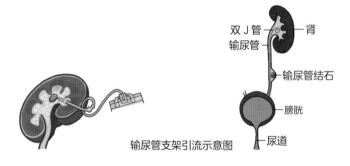

输尿管支架引流示意图

4. 留置导尿管以后，发生尿路感染的情况普遍吗

尿路感染是最常见的医院内感染，特别是有留置导尿管时更易发生。在泌尿外科及手术后的患者中，有40%的医院内感染发生在泌尿系统，而其中的80%与留置导尿管有关。在不同时期和不同性质医疗机构的报告中，导尿管相关尿路感染的发生率有一定差异，例如在普通门诊留置导尿管的患者并不多见，而在神经内外科病房、重症监护病房、临终关怀机构等，留置导尿管则较为普遍。

5. 常用的导尿管是什么样式的

现今最常用的是福莱（Foley）导尿管。这种导尿管是在20世纪30年代中期出现的，采用乳胶作为主体材料。典型的福莱导尿管由长220～380mm、有弹性且易弯曲的中空管道构成主体，主体内有引流尿液的通道，在导尿管的膀胱侧有一个球囊。尿液引流孔位于导尿管尖端的下方，球囊位于引流孔稍远的位置。

导尿管经尿道插入膀胱后，向球囊内注入灭菌水，使其扩张。扩张的球囊可以封闭尿道内口，并且承托导尿管的整体结构，使导尿管不易脱出膀胱。福莱导尿管发明至今，数十年过去了，虽然制作导尿管的材料有一定扩展，但基本设计几乎没有变化,这足见福莱导尿管设计的合理性。

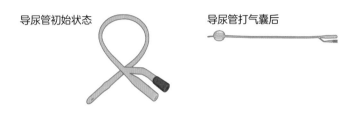

导尿管初始状态　　　　　　　　导尿管打气囊后

6. 导尿管相关感染容易治疗吗

在导尿管被广泛使用之后,人们很快发现,不论多么小心处理,尿路感染都会很快发生,并且很难完全控制。使用抗菌药物对抗细菌感染,自然是人们首先想到的方法。但是,人们发现用抗菌药物治疗导尿管相关感染,特别是对于长期留置尿管者,效果并不明显。使用开放式尿液引流方法,到第 4 天时菌尿症就已经普遍出现了;如果采用封闭引流系统,菌尿的形成时间可以被推迟,但是留置导尿管 30 天后仍会普遍出现。目前,在减少短期置管相关感染方面已有一些方法,长期置管的患者,几乎 100% 出现菌尿,没有特别有效的对策。同时人们还发现,导尿管相关感染是低死亡风险的,没有明确证据显示留置导尿管可导致重症或死亡。

7. 下尿路有哪些防御细菌感染的机制,置入导尿管为何会削弱人体防御能力

在生理情况下,泌尿系统具有多种防御能力。这些机制包括尿路上皮细胞持续不断脱落、黏膜的免疫功能以及每天多次排尿对尿路的冲洗减菌作用等。

插入导尿管以后,导尿管表面可以提供细菌定植的地点,而导尿管表面并没有人体所具有的抗菌防御机制。同时,导尿管本身可作为桥梁,使膀胱同外界处于连通的状态,虽然导尿管可以将膀胱内的尿液直接排到外部环境,但也导致外界的细菌绕过尿道所有防御机制逆行进入膀胱。细菌可以从尿道外口周围的皮肤迁移进入尿道,沿导尿管的内外表面上行,或者在插管时由导尿管直接带入膀胱。如果尿液引流系统有开放(如定期排空集尿袋或更换尿袋时),外界的细菌可以借机污染引流系统,并且经导管上行进入膀胱。

8. 什么是生物膜

生物膜位于附着物的表面,其内含有微生物群落,群落中的细菌被细胞外多聚物构成的基质所包绕。和以浮游状态生存的细菌相比,围绕细菌群落的细

胞外多聚物,能够阻碍生物膜外部的药物向其内部扩散,保护内部细菌免受药物的损害。同时,生物膜可以为细菌群落提供机械性的支持,这种支持足以抵抗膜外部流体的冲刷。机体免疫机制以及对细菌有效的抗菌药物,如果细菌位于生物膜内,则会出现明显的抵抗甚至失效。生物膜作为整体,可以更好地抵抗环境压力并提供保护,生物膜当中的细菌会有更好的生存优势,形成生物膜以后会给导尿管相关感染的控制和处理带来挑战。

9. 导尿管相关感染与生物膜的形成有何关系

导尿管本身不是规则的几何体,在引流孔和球囊边缘有不光滑的结构。导尿管表面在微观层面上也不光滑。导尿管插入以后,来源于尿中的物质(如蛋白质、电解质和有机物)逐渐在导尿管表面相对不光滑的位置沉积下来,形成薄膜。此膜可以使导尿管的抗黏着特性失去作用,为细菌黏附和生物膜的最终形成创造了条件。细菌附着在导尿管表面以后,出现细菌细胞的分化并且分泌细胞外基质,通过细胞与细胞间的信号传递指引形成松散的三维结构,即生物膜。其中的微生物相互联系,在功能上成为一个整体,有利于细菌生存,对机械性清除具有抵抗作用。

10. 导尿管结壳会造成什么损害

导尿管内结壳会造成引流通道变细,尿液排出受阻。导尿管上沉积的小结晶或者结壳本身较硬且不光滑,可引起膀胱和尿道上皮的损伤。置管时间较长时,尿管球囊本身会有不同程度的体积缩小,如果球囊表面有结壳,会使结壳碎裂。碎片会积存于膀胱,引起膀胱黏膜损伤。小碎片长

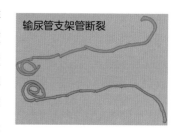

输尿管支架管断裂

时间停留在膀胱内,可作为形成膀胱结石的核心,形成膀胱结石。当更换新的导尿管时,膀胱内感染的尿液、结壳碎片和结石可以成为细菌来源,很快引起新导尿管的细菌定植、导尿管结壳和生物膜再形成。而新插入导尿管的患者,之前往往没有菌尿症,形成导尿管相关感染还是需要一定时间的。

11. 引起导尿管相关尿路感染的常见细菌是什么

导尿管相关尿路感染属于复杂性尿路感染,其致病菌的范围较广。除了大肠埃希菌外,最常的致病菌为奇异变形杆菌、铜绿假单胞菌和肠球菌。在长期置管的患者中,多菌株群落形成的生物膜更为常见,最常见的感染微生物仍是

大肠埃希菌,奇异变形杆菌也较为常见,但不常见于短期置管患者中。不论短期置管还是长期置管,细菌耐药情况较为普遍,有可能与长期不规范使用抗菌药物所形成的耐药有一定关系。对于长期置管的患者,由于有生物膜的形成,在生物膜相关机制的作用下,感染菌也表现出对抗菌药物的耐药。

12. 常用的乳胶导尿管有何优缺点

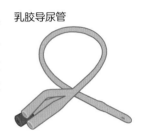

乳胶导尿管

最初的福莱导尿管是用天然乳胶制作的,此种材料至今仍被继续使用,是构成大多数导管的基础原料。导尿管的规格、硬度、弹性等性能可以在生产过程中通过调整工艺来实现。天然乳胶的生物组织相容性一般,容易发生导管感染和导管结壳。但是乳胶原料来源充足,容易加工,原料和生产成本低。它具有出色的物理特性,如良好的抗刮擦性、良好的回弹性能和较强的抗张力,适合用于制作导尿管,其他任何材料均不能与之相比。尽管该材料有一些不足,目前仍在广泛使用。

13. 硅胶导尿管有何优缺点

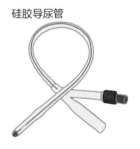

硅胶导尿管

硅胶是具有最好生物相容性的人工合成材料之一。硅胶具有与天然乳胶相似的性能,可用来替代乳胶。硅胶的刚性相对较好,全硅胶导尿管的管壁可以做得较薄,引流通道相对于同外径的乳胶管要更大,形成结壳和阻塞需要的时间更长。但是由于硅胶管较硬,有些患者可能会感到不适,更愿意选用舒适性相对更好的乳胶管。此外,硅胶球囊比乳胶导尿管的球囊缩小更快,容易失效。关于全硅胶导尿管对改善导管相关感染和结壳的作用,研究报道的结论并不一致。目前主流的观点是:硅胶导尿管与其他类型导尿管相比,在对抗细菌感染和结壳的能力上,并没有显示出过人之处。

14. 抗菌导尿管对预防导尿管相关尿路感染有好处吗

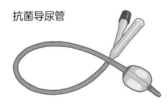

抗菌导尿管

导尿管置入后,尿液中的物质沉积在导尿管表面,细菌附着在其中,形成生物膜。如果在导管上加入抗菌药物,能不能改善导管相关感染呢?

人们曾对多种抗菌导尿管进行研究,如使用含银涂层、水凝胶涂层、含抗菌成分的涂层和聚四氟乙烯涂层(特氟龙)的导尿管,结果并不一致。从乳胶尿管到采用各种不同材质、不同涂层的尿管,没有一种方法可以明显降低长期置管相关感染的发生。但是对于间歇导尿和短期置管的情况,一般认为可能有一定的益处。考虑到导尿管相关感染即便是存在,通常对人体带来的风险也较小;而各种抗菌导管的价格不低,综合来看,费效比不高。对于长期置管并定期更换的患者,有充分的资料显示,不论采用哪一种导管,最终均会出现菌尿症。

15. 对于留置导尿管的患者,在导尿管和集尿袋中使用抗菌药物,对改善尿路感染有好处吗

为降低导管相关感染的发生,人们尝试在引流袋中加入消毒剂和抗菌药物,通过持续释放药剂,来控制引流系统中的细菌生长。其中以慢释放聚合物研究得较为详细,它能在较长的时间内释放结合在其内部的有效成分,如疫苗、多肽、防腐剂、抗菌剂、消毒剂等。内部结合成分释放的速率可以事先调整,在使用前确定。有研究报道称,在其中结合氧化银,将其放入导尿引流装置中(导管中或引流袋中),用缓慢释放药剂的方法,可以提供最长为10天的抗菌作用。此种方法尽管在短期置管中可以成功地减少导管相关感染,但对于长期置管的感染、导管结壳以及导管过敏等情况,并没有帮助。

16. 导尿管留置方式与感染有什么关系

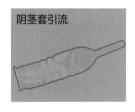

阴茎套引流

在临床实践中,由于使用目的不同,有如下几种置管方式:一次性导尿、短期置管、长期置管、间歇导尿、耻骨上引流和阴茎套引流。导尿管相关菌尿形成的主要风险因素是置管的持续时间。在新留置导尿管的患者中,每天菌尿形成的发生率为3%~10%,因此,到第30天绝大多数患者将有菌尿出现。约50%置管超过28天的患者经历了反复导管结壳和导管阻塞。多数文献显示,短期置管应该定义为7天以内,超过28~30天为长期置管。

17. 什么是一次性导尿、短期置管和长期置管导尿

一次性导尿:是指插入导尿管并完成引流尿液后随即拔除导尿管的操作,最长时限不超过24小时。一次性导尿后,菌尿发生于1%~5%的患者中。

短期置管:是指置管成功以后,留置导尿管不超过1周的情况。大多数短期置管相关菌尿是由单一细菌引起的,15%可能是多菌株引起的,最常见的菌种为大肠埃希菌。

长期置管：是指留置导尿管时间不短于 28～30 天的情况。在长期置管的患者中，大多数患者有两种或两种以上的菌株感染，多菌株菌感染可达 95%。最常见的感染微生物仍是大肠埃希菌。尽管长期置管的患者普遍有菌尿发生，但因上行感染或菌血症而产生症状的情况非常少见。如果患者出现发热，查明是否存在其他原因特别重要。

18. 什么是间歇导尿

间歇导尿是指由患者本人或其看护者，经尿道插管排空膀胱后立刻拔除导尿管的方法。具体方式有两种：

（1）无菌间歇导尿术：使用无菌手套、无菌一次性使用导管、无菌引流容器，使用无菌操作技术进行操作。

（2）清洁间歇导尿术：使用清洁手套（或不用手套）、非灭菌清洁液、清洁非灭菌容器，在清洁但非灭菌的情况下进行间歇导尿。包含使用无菌术进行操作，但使用清洁非灭菌导管；也包含使用清洁操作技术，但使用灭菌导管的情况。

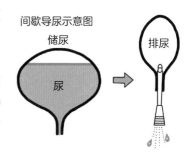

间歇导尿示意图

与留置导尿管相比，间歇导尿有如下优点：可能减少留置导尿管的相关并发症，如尿道和膀胱颈长期压迫带来的损伤、尿道瘘的形成、持续性尿路感染、膀胱结石等。导尿期间生活和自理相对方便，可以有性生活。

19. 间歇导尿对预防导尿管相关尿路感染有好处吗

间歇导尿方法具有侵袭小、容易操作等优点，目前仍是膀胱排空障碍患者的重要治疗手段，在达到排空膀胱的目的同时不必长期置管。间歇导尿的方法，在女性患者中应用较多。每次插管有 1%～3% 获得菌尿，到第 3 周时菌尿会普遍存在。从经验上来说，在间歇导尿的患者中，出现尿道周围感染、发热、结石和肾功能恶化的情况，应该比永久留置导尿管的患者更少见，但没有设计良好的对照研究证实这一点。对于长期间歇导尿的患者，到目前为止还没有强有力的证据证明无菌间歇导尿与清洁间歇导尿的尿路感染发生率之间有明显差异。

20. 耻骨上膀胱造瘘引流对预防导尿管相关尿路感染有好处吗

对于手术后短期置管的患者，耻骨上（膀胱造瘘）导尿与经尿道置管两者在尿路感染的发生情况上没有区别。对于长期置管者，目前有充分的研究资料显示,耻骨上引流没有明显优势,不能降低导管相关菌尿的发生。

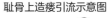

耻骨上造瘘引流示意图

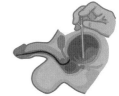

但是,如果不考虑导管相关感染这方面的问题,对于男性患者来说,耻骨上置管可以减少经尿道置管的其他并发症,如尿道狭窄、生殖道继发感染等,患者耐受性较好。从导管护理的角度看,由于膀胱造瘘口位于患者的下腹部,进行护理和清洁不甚方便。

21. 留置导尿管后,如何进行良好管理

人们已经认识到,只要置管时间过长,尿路感染一定会发生。对于短期置管的患者,最佳的方式是尽早移除导尿管。对于长期留置导尿管的患者,主要目的是预防有症状感染的出现。

主要的管理手段有:①采用封闭引流系统;②严格执行导尿管引流的适应证和拔除指征,尽量减少不必要的插管和不适当的长期置管;③如果因病情原因导尿管不能移除,除定期更换导尿管外,推荐耻骨上引流(男性)和间歇导尿;④不要对导尿管、尿道或集尿袋使用抗菌药物;⑤长期置管时,导管上有生物膜形成,生物膜有较强的抗机械冲洗能力,不宜进行膀胱冲洗。反复冲洗可使密闭的引流系统反复开放,增加外源性病原体进入的机会。

22. 多长时间更换导尿管为宜

更换导尿管的时间长短尚无定论,留置时间不应长于生产商推荐的时限。从导管相关感染的机制上来说,更换较长时间留置的导尿管理论上可能获益,但更换导尿管本身是对泌尿道的损伤性操作,并且可能带来外源性细菌的进入,过于频繁地更换导尿管不一定有益。通常的做法是根据患者的耐受情况确定留管时间间隔:如果出现有症状感染、导管破损、导管结壳或者引流不畅等情况均应更换;在使用高剂量广谱抗菌药物的情况下导管应经常更换;当患者发热,不能排除来源于泌尿道的有症状感染时,应更换导尿管并进行尿培养等相关检查。

23. 留置导尿管者如何进行饮食方面的调整

饮食调节的目的在于通过饮食的改变,使尿液的 pH、尿中的成分、尿液的浓度等发生变化,进而有可能延缓导管结壳的发生。

比较引人关注的是蔓越莓果汁。研究显示,蔓越莓果汁具有治疗或缓解非复杂性尿路感染的功效,蔓越莓果汁可能通过抑制病原菌在尿路中的生长和黏

附达到治疗的目的。蔓越莓果汁是否对导尿管相关感染有抑制作用呢？相关的研究表明，饮用什么果汁不起主要作用，而饮用果汁带来的入液量增加，会有明显益处。这非常容易理解，增加入液量，可以使尿量增加，尿量增加不仅有冲洗减菌作用，而且可以降低尿液的浓度，从而可以降低导管相关感染和导管结壳的发生。

24. 长期留置输尿管支架管，安全吗

人们发现，输尿管支架管相关感染几乎不构成临床威胁，如果发生导管阻塞引起上尿路引流不畅或完全梗阻，则会造成很大麻烦。对于必须长期置输尿管支架管的患者，医生们主要关注的是导管结壳引起的拔除困难以及没有及时发现导管阻塞所引起的上尿路积水或感染的情况。

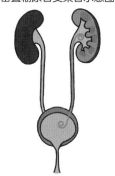

留置输尿管支架管示意图

置入输尿管支架管者，发生菌尿症的可能性要高于不置支架管者，但明显低于长期置导尿管的患者。由于输尿管支架管置入后，位于体内相对无菌的环境，不似留置导尿管后膀胱与外界相通的情况，下尿路抗菌的自然生理机制仍然起作用。这可能是输尿管支架管相关尿路感染低于长期置导尿管患者的主要因素。

25. 留置输尿管支架管形成生物膜后有哪些危害，如何预防生物膜的形成

输尿管支架管表面细菌生物膜的形成可带来一系列不利影响，如菌尿、尿路感染、尿脓毒血症等。为预防细菌生物膜的形成，泌尿外科的研究人员进行了许多尝试，包括新型涂层、新型材料及新型技术，虽然取得了一定的研究进展，但离有效的临床应用尚有一定距离。抗菌药物在一定程度上可抑制生物膜的形成，但广泛大量地使用抗菌药物预防生物膜形成并不现实，将不可避免地带来抗菌药物滥用和细菌耐药的问题。

近些年，有研究显示，与安慰剂相比，中成药（如银花泌炎灵片、癃清片）对输尿管支架细菌生物膜形成具有明显抑制作用，能显著降低留置输尿管支架管患者有症状尿路感染的发生率，为此类患者细菌生物膜形成的防治提供了一个新的解决方案。

第九章

泌尿外科操作及手术相关尿路感染医患沟通

1. 为什么对于有的尿路感染，医生说要做手术才能好

许多尿路感染是由于泌尿系统存在器质性病变引起或诱发的，单纯药物抗感染治疗并不能根除感染，需要外科干预解除病因才能治愈感染。如尿路梗阻引起的感染，前列腺增生、输尿管或肾结石需要外科手术解除梗阻，才能彻底控制感染。另外单纯药物治疗不能完全消灭器官内感染病灶，则也需要外科手术切除感染病灶或引流才能治愈，肾结核就是典型的需要切除受累肾脏才能做到临床治愈的感染性疾病。

2. 手术会不会使患者传染上其他疾病

微生物确实无处不在，但医院有数道防线守护患者安全，手术室正是关键防线之一。泌尿外科手术室常保持封闭状态，洁净区污染区分区明确，手术前后使用消毒液消杀设备，及时处理污物；密闭通风系统以不被察觉的方式正压吹送洁净空气，空中的污染物在"跳伞"时被气流及时送离术区，术中洁净度就得以保证；手术室对温度和湿度的严格调控也不利于细菌繁殖（泌尿外科手术区细菌检测要求 < 25CFU/m^3）；此外，还有其他消杀方式和无菌操作措施（如术前刷手、手消毒、穿无菌手术衣、戴无菌手套等）为患者保驾护航！

3. 泌尿外科微创手术使用的腔镜是否干净

别人用过的腔镜再次使用是否干净？医院的消毒彻底吗？会不会在手术过程中发生交叉感染、得传染病呢？

了解腔镜的使用和消毒流程有助于消除这些疑虑。目前，临床上使用的腔镜，如泌尿外科使用的膀胱镜、电切镜、输尿管镜、肾镜、腹腔镜等，大部分是重复消毒使用的。国家对手术器械消毒高度重视，早在 2004 年卫生部就颁布了《内镜清洗消毒技术操作规范（2004 年版）》，各家医院都设置了标准的消毒供应室，工作人员须接受规范化培训，严格按照操作规范对各种镜子进行清洗和消毒。内镜使用后，工作人员首先要拆卸器械，冲洗沾染的血渍和污物；再用超声波清洗机、内镜专用流动水清洗槽等设备彻底清洁；然后才放入专用消毒柜进行消毒。根据镜子的结构、材质等特性，选择不同的消毒方式。环氧乙烷、等离子低温灭菌是目前最常用的消毒技术，可以杀灭细菌、病毒等各种微生物，而且无毒害物质残留，安全环保。同时在手术前，医院还会对每一名患者进行肝炎、梅毒、艾滋病筛查，阳性患者使用过的内镜会经过特殊的清洗消毒流程处理。

4. 手术前，为什么要常规做 X 线胸片检查，还要查免疫情况

术前医生安排患者做的化验和影像学检查是有目的的，这些检查大致分两部分，一部分与疾病本身相关，是为了明确诊断、制定手术方案，如肾癌患者需要做腹部 CT 平扫和增强，怀疑肾静脉和下腔静脉瘤栓时，还要做腹部 MRI 检查；另一部分貌似"多余"的检查关乎手术的安全性，术前必须了解重要脏器的功能状态（如心血管、肝肾、肺功能等），评估高血压、糖尿病等合并症的严重程度。传染病的筛查也是为了手术安全。事实上，很多人不重视健康体检，认为没有发现毛病、不难受就是没病，不少老人为了不给子女添麻烦，即使不舒服也不主动表达，所以仅凭患者口述和体格检查判断病情是不准确的。医生也不会安排"体检"式检查，会依据病情有的放矢地安排必要的检查。举例来说，输尿管结石患者万一合并腹主动脉瘤而未被发现，做体外冲击波碎石时极有可能导致动脉瘤破裂，危及生命。

5. 尿液"不干净"，泌尿科手术是不是特别容易发生感染呢

从日常卫生角度来说，尿液不干净，但从医学角度讲，正常尿液是无菌的，只有合并泌尿系统感染，才会增加手术感染风险。其实，泌尿系统手术是否会发生感染不能一概而论，既与疾病性质相关，又和患者身体状态密切相关。泌尿系统手术也分清洁手术、污染手术、感染手术。清洁手术发生感染的概率极低，而污染手术和感染手术更可能发生感染。患者自身感染风险因素主要包括以下内容。

（1）年龄：老年人比年轻人更容易发生感染。

（2）性别：女性比男性更容易发生感染。

（3）营养不良：表现为低蛋白、贫血、消瘦（明显低于标准体重）。营养不良影响术后伤口愈合及抗感染的能力，术前应积极纠正营养不良。

（4）肺功能：合并慢性支气管炎、肺气肿的患者容易发生肺部感染。建议吸烟的患者术前戒烟。

（5）糖尿病：长期糖尿病会导致机体免疫功能下降，高血糖状态有利于细菌繁殖，术前应该积极控制糖尿病。

（6）体重：过度肥胖。

6. 是不是进行所有手术前都要使用抗菌药物

术前使用抗菌药物是为了有效预防手术后感染，但抗菌药物是把双刃剑，

对体内的正常细菌和致病细菌是无差别杀伤，滥用抗菌药物，不仅增加经济负担，还会让体内细菌平衡被打破。所以医生会对患者详细评估，根据疾病性质、是否伴发感染风险因素决定术前是否使用抗菌药物。

7. 滥用药物还是防患未然，不开刀手术为何也用抗菌药物

随着网络普及和科普知识的增加，大家对抗菌药物有了一定认知，对是否使用抗菌药物愈加谨慎。有些患者会有这样的疑问：开刀手术怕伤口感染，使用抗菌药物能够理解和接受，但是不开刀手术为什么有时也要使用抗菌药物？

手术技术不断进步发展，许多传统开刀手术已被微创手术替代。泌尿系统是个管道系统，很多手术甚至不用像腹腔镜手术那样"打眼"，完全可以通过人体自然腔道完成，不留任何手术瘢痕。

前列腺增生是老百姓知晓度相对较高的疾病，目前手术治疗几乎都是使用内镜经尿道操作。与之类似，大多数膀胱肿瘤可以使用内镜经尿道完成手术，输尿管疾病可以通过输尿管镜检查和手术，一些肾结石也可以用一条软输尿管镜通过尿道、输尿管再进入肾脏完成手术治疗。这些手术毕竟是有创治疗，虽然看着体外工程不大，可体内动静不小，手术后发生感染的风险还是存在的。因此，医生会在手术开始前就给患者使用抗菌药物，专业术语叫预防性使用抗菌药物，一般不超过 48 小时。这相当于在感染发生前先打个预防针，有助于降低感染发生风险，提高手术成功率，避免因术后感染延长治疗时间，从而缩短住院时间，减轻患者经济负担。

8. 为什么不能直接碎石

常言道，牙疼不是病，疼起来真要命。其实，尿结石引起的疼痛一点也不比牙疼轻，急诊室里常常听到结石患者的哀号，但对某些结石患者，医生会先给予止痛和抗感染治疗，而不是马上进行手术碎石。这是为什么呢？其中起决定性因素的是患者是否合并感染，如果合并尿路感染，必须先控制感染，然后再行微创手术治疗结石。对于难以控制的尿路感染，更要分期手术：一期是放输尿管支架管，若置管不成功，改做肾造瘘手术（从腰部穿刺肾脏置管），待感染控制后再做二期手术治疗结石。

结石微创手术过程中，尿液中的细菌容易进入血液，引起尿脓毒血症，这种疾病很可怕，死亡率高达 20%～40%。有时，即便是尿路感染得到控制，也不能避免尿脓毒血症的发生，因为有些结石内部也有细菌。术中可能会释放出来。"出血丢肾，感染要命"是对尿结石手术风险的形象描述。这句话的意思

是肾结石手术若发生难以控制的大出血,可能需要切除肾脏;如果发生严重感染,则可能危及生命。

9. 哪些情况下肾结石微创术后容易出现感染,术前应该注意什么

结石可为细菌提供良好的生长环境,细菌含有内毒素,微创手术时细菌入血,可能导致机体出现严重的尿脓毒血症。合并糖尿病、截瘫等危险因素的患者菌尿发生率较高,如术前抗菌治疗不充分,尿液中可存在较多的细菌。当内毒素和细菌进入血液循环,将导致术后感染性并发症的发生。为预防术后感染的发生,患者可遵循医嘱预防服用抗菌药物,选用合适的抗菌药物以控制尿路感染,术前应积极配合医生进行抗菌治疗及调控血糖等。

10. 做膀胱镜检查需要吃"消炎药"吗

临床上,常有患者做完膀胱镜检查,感觉不舒服,就要求医生给开点"消炎药"。患者口中的"消炎药"其实就是抗菌药物。那么,膀胱镜检查会引起泌尿系感染吗?是否需要抗菌药物预防呢?膀胱镜检查的操作近似于插导尿管,创伤很小,一般不会造成尿路损伤,局部感染的风险很低。一项研究纳入2 000多名膀胱镜检查患者,不使用任何抗菌药物,1个月之内发生泌尿系感染的患者只有1.9%,而且病情较轻,口服抗菌药迅速治愈。膀胱镜检查后患者的"难受"可能是一种刺激症状,而非细菌感染所致,通常做完膀胱镜检查后,注意休息,避免劳累,多饮水,勤排尿,这种"难受"可以有效改善。所以,接受膀胱镜检查者可以不预防性使用抗菌药物。

11. 泌尿科手术前为什么要剃毛、灌肠

这些都是预防手术区域感染的重要准备工作。手术前需要做很多准备。

(1)术前皮肤准备:简称"备皮",包括去除手术区域毛发,清洁消毒皮肤,目的是去除皮肤表面污垢,清除暂居细菌,预防切口感染。所谓"剃毛",其实就是剃除阴毛,是泌尿外科备皮的一项重要内容,因为体表毛发常附着细菌,有可能成为术后切口感染的细菌来源。

(2)灌肠:麻醉后肛门括约肌松弛,粪便有可能不受控制排出,污染手术区域。术前灌肠即可提前清除肠道内粪便,减少肠道内细菌。此外,泌尿外科一些特殊手术(肠代膀胱、肠代输尿管等)需要切取肠管为材料,肠道准备工作更多(包括灌肠)。

(3)沐浴:备皮是护士完成的重要护理工作。手术前患者沐浴可以理解为

备皮的延伸,保持体表皮肤清洁,有利于预防手术感染。膀胱、阴茎、阴囊、前列腺、尿道等下腹部和会阴区手术,更要求每天清洁、便后清洗。

（4）口腔护理：口腔黏膜已成为尿路重建的理想材料。如果医生告知手术需要切取口腔黏膜,患者务必要保持口腔卫生,每天饭后漱口、刷牙、戒烟,不吃过冷、过热、过硬的食物。

12. 植入身体内的人工材料会不会引起感染

有些泌尿外科手术需要植入人工材料,就像骨科手术把钢板、螺丝、人工关节放进身体内一样。

（1）治疗女性盆腔脏器膨出和压力性尿失禁的手术会使用网片、吊带此类手术量大,技术成熟,术前、术后预防性使用抗菌药物,感染发生率非常低。

（2）骶神经调控装置主要用于治疗顽固性膀胱过度活动症。其植入手术费用较高,普及率偏低,也不容易发生感染。

（3）人工尿道括约肌可用于治疗男性压力性尿失禁。其植入手术费用高,普及率较低。

（4）阴茎假体可用于治疗勃起功能障碍。其植入手术费用高,仅少数医院开展此手术。

相对而言,人工尿道括约肌和阴茎假体植入术感染风险较高,因此,对手术室环境、手术医生、手术流程、患者准备都有极为严苛的要求：术前纠正患者感染风险因素,如控制血糖、尿路感染,术前 5 天开始术区皮肤清洁措施;手术安排在特别洁净的手术室进行;由经验丰富的医生担任术者;严格无菌操作;严格按照置入材料要求在术前、术中、术后使用特殊抗菌药物。细节决定成败,认真做好每一步工作,感染发生率可控制在较低水平。

第十章

泌尿生殖系统感染的中医治疗

1. 中医如何认识泌尿系统感染

泌尿系感染在中医属"淋证"范畴,中医治疗泌尿系感染,主要运用辨证论治的诊治模式,根据望、闻、问、切四诊得到的信息进行综合分析,得出病因病机,再据此进一步制订治则治法,选择相应方药进行治疗。为了方便患者服用,可使用中成药。

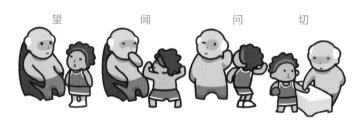

望　　　　闻　　　　问　　　　切

2. 中医的"淋证"是什么意思

泌尿系感染在中医属"淋证"范畴。淋证是指因饮食劳倦、湿热侵袭而致的以肾虚,膀胱湿热,气化失司为主要病机,以小便频急,滴沥不尽,尿道涩痛,小腹拘急,痛引腰腹为主要临床表现的一类病证。淋证具体可分为五淋:石淋、气淋、膏淋、劳淋、热淋。隋代巢元方在《诸病源候论·诸淋候》中指出:"诸淋者,由肾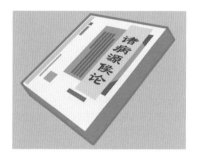虚膀胱热故也""……肾虚则小便数,膀胱热则水下涩,数而且涩,则淋沥不宣,故谓之淋。"通过望、闻、问、切,辨证型、辨标本虚实、辨寒热转归,实则清利,虚则补益,不只关注感染的局部症状,同时注意全身脏腑的整体调护。

3. 中医如何治疗反复发作性尿路感染

反复发作性尿路感染急性发作期属中医学"热淋""气淋""血淋",缓解期当属"劳淋"范畴。而"劳淋"可因劳力、劳心、房劳过度等引起。急性发作期以祛邪外出为主,佐以扶正,缓解期应以扶助正气、提高免疫力为法。具体要根据患者体质、年龄、病程,采用"症 - 证 - 病"的诊疗思维,从主症出发,辨证论治。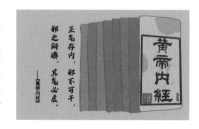

4. 对于泌尿系统感染患者中医如何进行生活方式调护

清淡饮食,少吃辛辣燥热之品,避免湿热内蕴,下注膀胱。多饮水(每天饮水量 > 1500mL),勤排尿,避免过度憋尿。通过加强运动锻炼,宣通肺气,运用"提壶揭盖"的治疗方法,达到通利小便的作用。同时保持良好的心态,身心安宁、情绪愉快,气机畅调则水道通利。

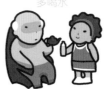

多喝水

增强体质

5. 中医如何认识前列腺炎

中医和现代医学在对前列腺炎的病因病机认识上属于完全不同的两个体系,中医认为前列腺炎的病因病机主要有以下几点:①相火妄动,所愿不遂,或忍精不泄,肾火郁结,离位之精化为精浊。②房事不洁,湿热毒邪从精道侵入精室。③患病日久,损伤肾阴或肾阳,导致精室空虚,从而引发前列腺炎。

在前列腺炎的发病机制中,相火妄动在疾病发生中所占比例较高。所谓"相火妄动,所愿不遂"主要指当受到外来性刺激时,男性产生性冲动,但又不能达到性交的目的,导致体内调节性平衡能力失调,日久就会产生许多病理改变,如慢性前列腺炎。青壮年男性的性欲较强,当受到性刺激时就会容易产生性冲动,从而导致性器官(包括前列腺)充血。这种情况如果反复发生,就会导致前列腺炎的发生。从未有过性生活的男性患前列腺炎的原因多与此有关。要保持健康的性观念,注意身心调节,避免不良性刺激,就可避免"相火妄动"的发生。

6. 中医如何治疗慢性前列腺炎

中医认为,气血亏虚、血瘀不通是慢性前列腺炎的主要病机,且营卫不和、留结为痈。临证见因气虚气陷所致的遇劳发作、困倦乏力、会阴部坠胀不适及因血瘀所致的盆腔区域疼痛,兼见失眠纳差、排尿灼痛等;辨证为气虚血瘀证;治疗以"补托法"健脾益气、补托治本,活血通营、祛邪治标,在临床具体为"益气活血托毒"法。

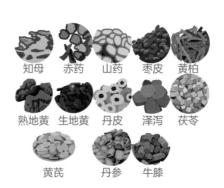

知母　赤药　山药　枣皮　黄柏

熟地黄　生地黄　丹皮　泽泻　茯苓

黄芪　丹参　牛膝

7. 中医治疗泌尿男性生殖系感染的优势和特色是什么

"辨证论治"是中医学的基本特点，也是中医学理论体系的精华和特色所在。中医药的治疗可以使患者减轻症状、提高生活质量，减少抗菌药物用量的同时降低复发率。中医强调"治未病"的理念，不只局限于"祛邪"，更注重"扶正"，结合患者全身情况进行综合调理。另外，中医药治疗该疾病可降低抗菌药物的使用强度，推迟抗菌药物使用时间，减缓细菌的耐药步伐。

8. 中医如何治疗间质性膀胱炎

中医认为，间质性膀胱炎的病位在肾与膀胱，与肝脾有关，病理因素为湿热和瘀血，病性多为虚证或虚实夹杂。根据患者主要症状、舌脉及病程进行辨证论治，可分为肾虚湿热型、肝郁脾虚型和气滞血瘀型，治疗分别以"滋肾利湿""健脾疏肝""活血止痛"为法，均辅以疏肝解郁。在用药的同时，注意患者的心理疏导。

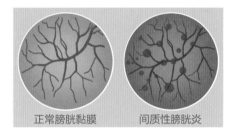

正常膀胱黏膜　　间质性膀胱炎

9. 中医如何治疗附睾炎

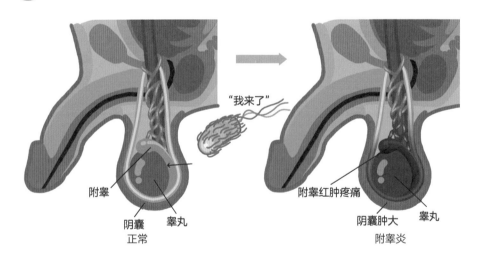

"我来了"

附睾　　　　　　　　　　　　　　　　附睾红肿疼痛

阴囊　　睾丸　　　　　　　　　　阴囊肿大　　　睾丸
正常　　　　　　　　　　　　　　　　附睾炎

附睾炎属中医"子痈"范畴。本病有急慢性之分，治疗需根据病程结合病因，分为初期、酿脓期、溃脓期及慢性期四期。其中，初期治疗以清热利湿，解毒消痈为主，方以龙胆泻肝汤加减化裁；酿脓期治以清热解毒，活血透脓，方以仙方活命饮加减；溃脓期以益气养阴，清热除湿，方以滋阴除湿汤加减；慢性期治疗以软坚散结，化瘀止痛为法，方以橘核丸加减。

10. 如何选择中成药来治疗泌尿系统感染

中药内治方剂的中成药须按证型辨证使用。

（1）银花泌炎灵片：清热解毒，利湿通淋。用于急性肾盂肾炎，急性膀胱炎，下焦湿热证，症见发热恶寒、尿频急、尿道刺痛或尿血、腰痛等。

（2）泌淋颗粒/胶囊：清热解毒，利尿通淋。用于湿热蕴结所致淋症，小便不利，淋漓涩痛，尿路感染见上述证候者。

（3）宁泌泰胶囊：清热解毒、利湿通淋、养阴止血。适用于湿热下注证，症见尿频尿急、灼热涩痛、尿液黄浊、尿后滴白、阴囊潮湿、会阴及小腹胀痛等。

（4）前列舒通胶囊：清热利湿，化瘀散结。适用于湿热瘀阻证，症见尿频、尿急、尿淋沥，会阴、下腹或腰骶部坠胀或疼痛，阴囊潮湿。

（5）前列通瘀胶囊：活血化瘀，清热通淋。适用于瘀血阻滞，兼湿热内蕴证，症见会阴、下腹或腰骶部坠胀疼痛明显，尿频、尿急、尿后余沥不尽，或尿道灼热，阴囊潮湿，舌紫暗或瘀斑，舌苔黄腻。

（6）双石通淋胶囊：清热利湿，化浊通淋。适用于湿热壅阻证，症见尿频，尿急，尿道灼热，尿后余沥，会阴部、下腹部、耻骨区、腰骶及肛周坠胀疼痛不适，射精不适或疼痛，阴囊潮湿。舌质红苔黄，脉弦或弦滑。

（7）前列舒乐胶囊：补肾益气，化瘀通淋。适用于肾脾两虚，气滞血瘀证，症见面色㿠白，神疲乏力，腰膝疲软无力，小腹坠胀，小便不爽，点滴不出，或尿频、尿急、尿道涩痛。

（8）前列倍喜胶囊：消利湿热，活血化瘀，利尿通淋。适用于湿热瘀阻所致的小便不利，淋漓涩痛，以及前列腺炎、前列腺增生见上述证候者。

出现相关证候者应及时到正规医院就诊，医生会根据具体情况有针对性地选择相应的中成药。

11. 经典治疗泌尿系统感染中药方剂有哪些

古代的经典、医籍中流传下来经过临床反复验证的常用于治疗泌尿系统感染的经典中药方剂，如八正散、导赤散、当归贝母苦参丸、五苓散、猪苓汤、龙胆泻肝汤等，至今在临床上还广泛使用。古代医家对感染与炎症的探索所拟定的方剂，为后世的研究打下了坚实的基础。

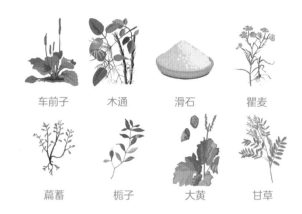

车前子　　木通　　滑石　　瞿麦

萹蓄　　栀子　　大黄　　甘草

12. 中医治疗泌尿系统感染有哪些不足

治疗的中成药品种较多,因而需要更多的充分的循证医学证据指导临床应用。中药治疗泌尿系感染存在着多靶点、多层次、多水平的特点。由于中药更多的是复方,其治疗机制需要进行进一步地深入探索。

13. 中医如何认识精囊炎

精囊腺归属于中医"精室"的范围,精囊炎多归属于中医"血精"范畴,也有以"精血"作为其对应的中医病名。精囊炎病位在精室,与肝、脾、肾三脏有关。以湿热为标,肝经火热或脾肾两虚为本。多由湿热下注、瘀血阻滞、阴虚火旺、气血两虚所致。治疗可以龙胆泻肝汤加减清肝利湿、凉血止血;桃红四物汤加减行气活血、化瘀止血;知柏地黄丸加减养阴清热、凉血止血;八珍汤加减补益脾肾、益气摄血。

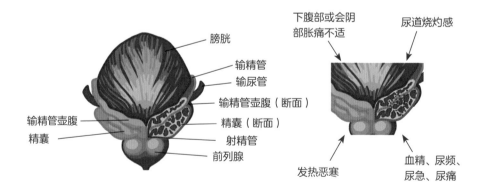

膀胱
输精管
输尿管
输精管壶腹(断面)
精囊(断面)
射精管
前列腺
输精管壶腹
精囊

下腹部或会阴部胀痛不适
尿道烧灼感
发热恶寒
血精、尿频、尿急、尿痛

14. 中医如何认识放射性膀胱炎

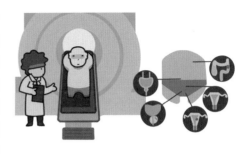

放射性膀胱炎主要发生于盆腔肿瘤的放射治疗过程中或治疗后,其临床主要表现为尿频、尿急、尿痛和尿血。由于放射治疗在中国近代才开始应用于临床,中医学并无该病名称,根据其临床表现、症状特点,主要可归属于中医学"淋证""血证"范畴。放射线在中医属于热毒之邪,这种外来之邪侵袭人体,耗气伤阴,膀胱气化不利,故见尿频、尿急等症,外邪灼伤膀胱脉络,血不循经,溢于脉外,故见尿血等症。治疗时总以养阴清热、凉血止血为治疗方法。

15. 单纯中药能治疗泌尿系感染吗

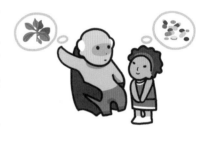

部分中药具有抑制细菌活性的功能,对于一些简单、首次、偶发的轻度感染患者,机体免疫力、体能状态正常,单纯中药治疗辅助饮食起居调理,泌尿系感染是完全可以痊愈的。

有研究证实,针对首发或偶发的非复杂性的尿路感染患者,单独服用中成药 7 天,有 80% 左右的患者症状改善或消失且不需要额外使用抗菌药物而治愈,并且与抗菌药物相比患者用药后的尿路症状严重程度未有显著差异。因此,使用中成药治疗此疾病可减少抗菌药物的使用强度,减少耐药菌感染的发生。

16. 尿路感染吃复方水煎剂好还是中成药好

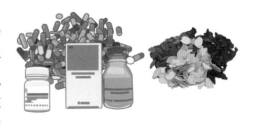

中医是辨证论治,只要辨证准确,中药水煎剂和中成药都可以用来治疗尿路感染。但是,中成药是已经制作好的成品,无法根据每个人的具体情况辨证进行加减调整,因此理论上讲,在精准用药方面水煎剂优于中成药而中成药使用相对方便。使用中药水煎剂还是中成药还要根据每个患者的需要而定。

17. 为什么都是尿路感染，不同医生开出的中药方剂不同

每位患者尿路感染的症状不相同，同一位患者在不同疾病阶段和时间四诊资料都会不相同。现代中医采用辨证与辨病相结合的诊疗模式，所以开出来的抗菌药物可能一致，但中药方剂却不相同。治疗尿路感染的中药并不是只有一种，比如在湿热型淋证的治疗中，车前草、金钱草、川木通都可以利尿通淋，每个医生的用药经验的不同，开出来的中药就会不一样。

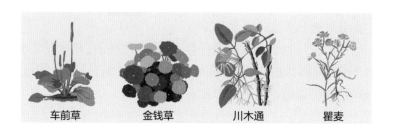

车前草　　　金钱草　　　川木通　　　瞿麦

18. 尿路感染的中医诊治也要做相关检查吗

中医诊治尿路感染除了望、闻、问、切，也要进行尿常规、血常规甚至泌尿系彩超检查。第一，传统中医和现代医学是相互补充的医学，两者并不冲突；第二，完善最基本检查，有助于医生对疾病的严重程度做一个初步的判断，及时发现一些容易忽略的潜在疾病，对于复杂感染患者还可以发现复发风险因素；第三，这些检查不仅可以让医 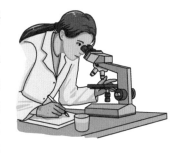 生，也可以让患者对疾病有个客观的认识，同时对于后期疗效评价也有客观指标可以参考。

19. 对于单纯尿路感染中药要吃多久

每位患者辨证不同，药物治疗的疗程也不同。一般，对于症状比较轻的急性感染，中药的疗程大约是 1 周；对于复杂尿路感染可以随抗菌药物治疗，延长中药疗程；一些中药还可用于后续症状，如尿道灼热感、镜下血尿等的改善。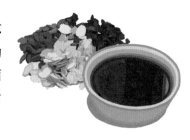

20. 对于复杂尿路感染中西医结合治疗有哪些优势

对于复杂尿路感染,在给予规范抗菌药物治疗同时,应用中医药有利于缩短抗菌药物的使用时长,降低细菌耐药率。中医认为,疾病的产生根本在于人体阴阳的失调,"治病必求于本""本于阴阳",中药可以从根本上调整人体阴阳平衡,提高正气,帮助患者快速恢复,有的中药可以直接对细菌有抑制或杀灭作用。

21. 尿路感染患者要多饮水,喝茶可以代替饮水吗

尿路感染时一定要多饮水,大量尿液的冲刷和稀释作用,可以减少细菌在黏膜着床,同时稀释细菌减轻细菌毒力,对尿路感染的恢复非常重要。多饮水加上口服抗菌药物会使一些患者产生口淡、没胃口的感觉,喝茶或其他饮品会增加

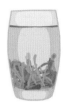

口感和饮水欲望,但是喝茶也有讲究。比如,一些热象明显的患者可以喝菊花茶、金银花茶,冬瓜茶等,但不建议饮用红茶,红茶偏温,容易助热,不利于疾病恢复;而脾胃虚寒的患者则不宜饮用寒凉茶饮。

22. 尿路感染患者为什么不能吃煎炸辛辣之品

泌尿系统感染属中医淋证,其中热淋往往与湿热之邪有关,辛辣、醇酒、膏粱厚味煎炒炙煿之品,易助热生火加重病情。所以泌尿系统感染患者宜多饮水,饮食宜清淡。

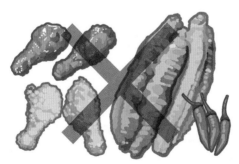

避免辛辣油腻食物

23. 肾功能不全水肿的尿路感染患者如何科学饮水

一般情况下,尿路感染患者多饮水,是为了增加尿量。首先是促进药物经肾脏排至尿液后在尿路系统发挥抗菌作用;其次,尿液的冲刷和稀释作用对保持泌尿系统的防御功能至关重要。但是肾功能不全的患者,通常增加饮水量并不能增加尿

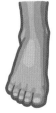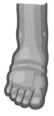

肾病水肿

量,反而会加重水肿和增加心脏负担,因此应量出而入,饮水量一般是前天尿量+500mL 左右的水(包括食物中的水),保持尿液色淡即可。

24. 尿路感染患者昼夜饮水有什么要求

尿路感染患者多饮水有利于感染的治疗,如果无其他限制水摄入的疾病,尽量保持每天尿量在 2 000mL 以上一些人睡前饮水会导致夜尿频繁,从而影响睡眠,建议尽量在白天摄入大部分水分,睡前尽量少摄入。如果患者睡前饮水并不影响睡眠,则对昼夜饮水量无硬性要求。

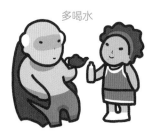

多喝水

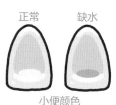

正常　缺水

小便颜色

25. 慢性胃病患者发生尿路感染时口服西药和中药要注意什么

口服抗菌药物可能发生胃肠道不良反应,尤其本身已有慢性胃病者发生概率更大。慢性胃病患者口服清热通淋中药也会增加胃肠道反应发生概率,特别是脾胃虚寒患者。所以建议此类患者饭后服用抗菌药物和

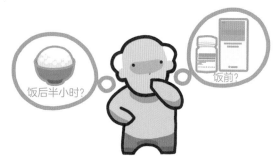

中药,两种药物间隔服用,中药可以少量多次服用以减轻胃肠不适反应。

26. 中药能杀灭尿路细菌吗

中医认为疾病的产生是机体阴阳失调的结果，是"邪之所凑，其气必虚"，因此中药的作用是调整阴阳平衡，提高正气，从而祛邪外出。随着现代微生物学发展，现代医学证明了部分中药水煎剂和活性单体具有直接杀灭尿路细菌的作用。

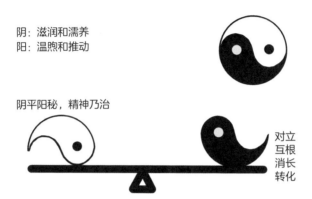

阴：滋润和濡养
阳：温煦和推动

阴平阳秘，精神乃治

对立
互根
消长
转化

27. 尿路感染患者能饮酒吗

有些中药是需要与酒同煎的，比如一些活血化瘀的药物。但是，尿路感染一般是湿热作祟，酒会助热，加重病情。而且，有些药物有可能会和酒类产生一些不可预测的反应。此外，同时服用抗菌药物，特别是头孢类抗菌药物的患者更不能饮酒，以防出现双硫仑样反应而危害生命安全。

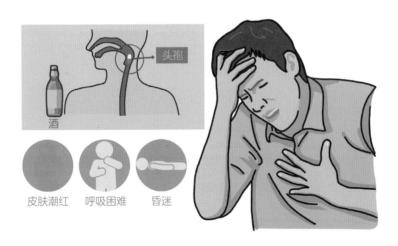

头孢

酒

皮肤潮红　呼吸困难　昏迷

28. 是不是所有尿路感染患者都可采用清热通淋中药治疗

辨证论治是中药治疗的根本法则。通常,清热通淋的中药用于湿热下注型淋证的治疗。有些患者特别是一些尿路感染反复发作的老年患者,其证型很多时候不是湿热下注,而是肾阳虚、肾阴虚或脾肾两虚等,不能单纯用清热通淋的中药给予治疗,而是要温补肾阳、滋补肾阴等。

车前:清热利湿

附子:温补肾阳

辨证论治

熟地:滋补肾阴

29. 尿路感染治疗后白细胞水平正常,但尿潜血还是阳性,可以只吃中药治疗吗

尿路感染可以导致尿潜血,一般感染控制后尿红细胞和白细胞同时恢复正常,也有部分患者尿潜血会延迟消失,特别是合并尿道灼热感患者。当然,有些尿潜血阳性并不是感染导致的,需要予以鉴别。在排除其他病因后,尿路感染患者残余的潜血是单纯中药治疗的最佳适应证。这属于中医“尿血”的范畴,可以根据具体辨证用药,如下焦湿热则清热凉血,阴虚火旺则滋阴降火、凉血止血,气虚则补气摄血等。

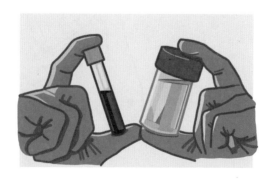

30. 孕妇发生尿路感染能服中药吗

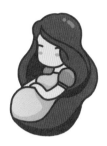

　　孕妇发生尿路感染，如不及时治疗，不仅会影响孕妇自身健康，还会影响胎儿的安全因此应在专业医生指导下选择安全的抗菌药物和中药进行治疗，不可自行服药，并且要避免使用太过寒凉和具有活血化瘀作用的中药。

55检